2023 암환우 희망 토크 콘서트

혁신적이고 통합적인 암치료 컨셉
임보크(IMVOKE)®

한독생의학학회 **강 종 옥** 편저

종양학의 통합적인 개념(IKO®- Das Integrative Konzept in der Onkologie)은 2003년 2월에 오스트리아 푸슐암제(Fuschl am See)에서 개최된 독일-오스트리아 종양학회 학술대회에서 '종양 환자의 보완-지지적 요법을 위한 지침'으로 설정되어 합의문서로 출판되었습니다.

한독생의학학회는 2004년 독일 통합의학의 선구자인 하거박사와 함께 통합의학적 종양학을 국내 의약계에 접목하기 위해 창립되었으며, Dr.Hager 기념병원의 경험을 토대로 구성된 혁신적이고 통합적인 종양학 컨셉 임보크®를 '통합 면역 암치료를 위한 환자 맞춤형 치료시스템'으로 특허 등록하였습니다.

임보크 컨셉은 암환우에 대한 정보 제공을 통해 올바른 치료를 선택할 수 있도록 도와주는 데 있습니다.

"암환우는 나와 내 가족, 내 이웃입니다."

2023 암환우 희망 토크 콘서트

혁신적이고 통합적인 암치료 컨셉
임보크(IMVOKE)®

한독생의학학회 **강 종 옥** 편저

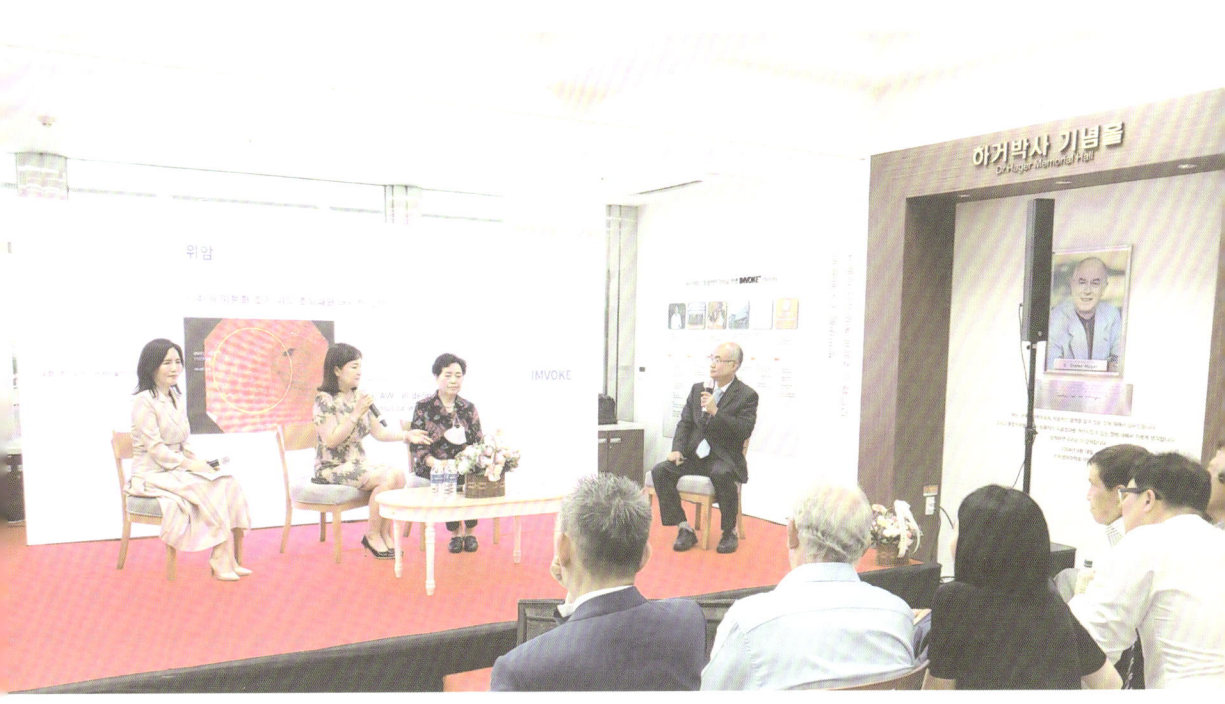

책을 펴내며

임보크 암환우 희망 토크 콘서트는
통합의학으로 하나 된 사람들의 이야기입니다

질병을 치료하기 위해서는 면역을 토대로 한 예방의학적 접근이 필요하다.

2500년 전 히포크라테스는 "사람이 어떤 병에 걸리는지 아는 것보다, 어떤 사람이 병에 걸리는지 아는 게 더 중요하다(It is more important to know what sort of person has a disease than to know what sort of disease a person has)."라고 했습니다. 질병 자체가 아니라 병인론적[1] 관점에서 질병을 예방하는 것이 더 중요하다는 것입니다.

시간이 흘러 200년 전, 루이 파스퇴르와 앙투안 베샹은 면역과 관련하여 '세균과 토양논쟁'으로 불리는 뜨거운 논쟁을 펼쳤습니다.

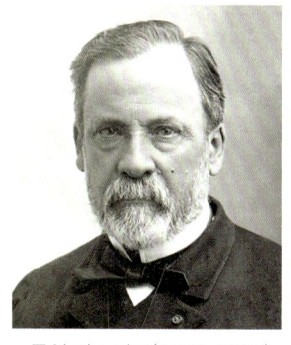 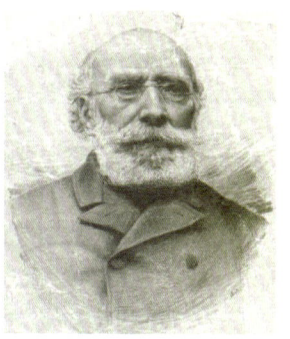

루이 파스퇴르(1822~1895)　　앙투안 베샹(1816~1908)

"몸이 병드는 것은 외부에서 침입하는 미생물 탓이니 항생제나 백신으로 그 미생물을 없애자"라고 주장한 루이 파스퇴르(1822-1895)와 "우리 몸은 애초에 박테리아, 바이러스가 함께 사는 곳이니 미생물을 격퇴하는 것보다 중요한 것은 몸 자체의 면역력"이라며 우리의 몸을 토양에 비유한 앙투안 베샹(1816-1908)은 모두 당대의

---
[1] 질환을 일으키는 인자와 그것이 감염되는 방법에 관한 연구나 이론

뛰어난 과학자였지만 질병의 원인을 둘러싼 논쟁에서는 파스퇴르가 승리하였습니다. 이후 베샹은 잊혀졌고 인류는 여전히 바이러스와 박테리아와의 전면전을 벌이고 있는 중입니다.

이 논쟁은 현대 의료체계의 한 축이라 볼 수 있습니다. 과연 파스퇴르가 전적으로 옳았을까요? 베샹의 토양 이론에 따르면 우리의 몸이 건강해지고 적절한 면역력을 갖추면 박테리아나 바이러스가 들어와도 우리는 병에 걸리지 않을 것입니다. 만약 이때 파스퇴르가 아닌 베샹이 승리했다면 현대의료는 '질병'이 아니라 질병 이전의 '예방의학'이 중심이 되었을 것입니다.

이후 파스퇴르는 "질병을 일으키는 것은 세균이 아니라 세균이 사는 토양이다"라고 말하기도 하였습니다. 질병을 제거하는 것보다 질병을 일으키는 근원적 환경인 면역력에 중심을 두고 질병을 치료해야 된다는 것을 인정한 것입니다.

통합 암치료의 선구자 하거 박사,
암환우에게 희망과 용기를 불러일으켜 주기 위해 노력하다.

오늘날 인류는 암과의 전쟁을 하고 있습니다. 암을 치료하기 위해 다양한 치료법이 개발되고 있지만 아직까지 인류는 암을 정복하지 못하였습니다.

통합의학의 선구자 하거 박사 역시 50년 전, 암을 치료하는데 있어서 현대의학적 치료의 한계를 느끼고 통합의학적 암치료 컨셉을 통해 암환우들에게 희망과 용기를 불러일으켜 주기 위해 노력했습니다.

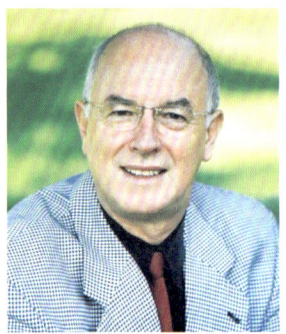

통합의학의 선구자 하거박사

1970년대부터 의료 현장에서 암을 치료했던 하거 박사는 항암치료가 암세포에 대한 반응도는 좋지만 암환자의 생존율을 개선시키기에는 부족하다는 것을 알게되면서 의학 교과서에 대한 신뢰가 떨어지기 시작했다고 합니다.
그는 면역이 암치료에 중요하다는 것을 깨달은 첫 번째 사람 중 한 명으로 항암치료와 면역이 통합되어야 한다고 생각했습니다. 그러나 80년대 후반까지도 이러한 것을 입증할 만한 임상 연구들뿐 아니라 암의 방어 기전조차도 알려지지 않았고, 90년대에 들어서면서 비로소 조금씩 변화하기 시작하였습니다.

 이러한 변화는 하거 박사가 정통의학적 암치료에서 벗어나 다른 치료방법들을 찾는 계기가 되었고, 그는 전통의학과 더불어 통합의학적 치료의 중요성을 강조하며 현대의학, 면역학, 자연의학을 통합하기 시작했습니다. 또한 온열치료와 완화치료와 같은 중재적 치료들과 더불어 자연치료와 심리치료를 중요하게 생각했습니다. 면역 시스템과 정신, 호르몬 시스템은 모두 강하게 연결되어 있기 때문입니다.
특히 과학적 연구결과를 통해 검증된 보완의학이 현대의학과 병행되어야 한다고 생각한 하거 박사는 검증된 치료를 위해서 독일생물의학적 암치료재단(1982년)과 독일 최초 암재활전문 병원 중 한 곳인 비오메드 클리닉(1989년)을 설립하여 암의 종류에 따라 접목할 수 있는 맞춤형 치료 컨셉을 구상하였습니다.
경험을 토대로 한 하거 박사의 치료 컨셉들은 큰 성공을 거두었고 그가 치료했던 생물의학적 치료나 면역학적 치료는 현재까지도 진행되고 있는 치료들입니다. 50년 전 시작된 하거 박사의 통합암치료는 21세기 암치료의 트렌드가 되었습니다.

한독생의학학회는
임보크 컨셉을 통해서 암환우들에게 희망과 용기를 불러일으켜 주고 있다.
임보크 컨셉은 독일 비오신에서 고안한 IKO®(Das Intergrative konzept in the Onkologie)에 기반을 두고 있습니다. 종양학에서 적용되는 통합적인 개념(IKO®)은 환자 전체에 초점을 둡니다. 전체적인 개념이란 암을 치료하는데 있어서 현대의학에서 사용할 수 있는 모든 수단을 동원하는 것입니다.
독일 비오신에서 고안한 보완적이고 대체적인 방법은 암환자의 건강한 부분을 보존하고 지지해 줌으로써 암과 싸워 이겨낼 수 있도록 하는데 중점을 두고 있습니다. 질병을 치유하고 자기 치유 기전을 북돋아 준다는 원칙에 대해 과학적이고 전문적인 학회가 관심을 갖게 되어 종양학의 통합적인 개념(IKO®)이 이루어지게 되었습니다.

종양학의 통합적인 개념(IKO®)은 현대의학적 표준치료인 수술, 화학항암요법, 방사선 치료와 지지적인 조치인 미량영양소와 미량원소 특히 셀레나제로 대처하는 방법입니다. 면역을 자극하는 방법 예를 들어서 렉틴을 정량화한 겨우살이 추출물을 활용하는 방법은 암환자들에 안전한 치료 프로그램을 제공하고 임상적인 자료의 기초를 세울 수 있습니다.
IKO®는 2003년 2월 푸슐암제(오스트리아)에서 개최된 학술대회에서 종양환자들의 보완-지지적 요법을 위한 지침으로 설정되었는데 이 지침은 독일 및 오스트리아 종양학회의 합의문서로 출판하게 되었습니다.

한독생의학학회는 이러한 생물의학적 제제를 토대로 구성된 IKO®를 국내 의약계에 접목시키고 하거 박사의 비오메드 클리닉 모델을 소개하기 위해 2004년 설립되었습니다. 한독생의학학회는 창립 이후 국내 통합의학적 암치료의 발전을 위해 독일 연수와 국제심포지엄 등 다양한 활동을 하였습니다.
2009년 비오메드클리닉 20주년 기념행사를 마지막으로 하거 박사가 타계함으로써 어려움에 직면하게 되었으나, 비오신(biosyn Arzneimittel GmbH)의 협력으로 독일 연수프로그램을 활발하게 이어감으로써 국내 의약사들에게 통합적인 암치료 프로그램을 제공해왔습니다.
2017년 Dr.Hager 기념병원을 설립하여 혁신적이고 통합적인 암치료 컨셉을 암환자들에게 제공하여 다양한 임상사례를 만들고 그 임상 경험을 토대로 한 혁신적이고 통합적인 암치료 컨셉인 임보크를 완성하였습니다.
임보크(IMVOKE)는 통합의학적 암치료 프로그램인 IKO®의 생물의학적 치료 프로그램과 물리학적 개념인 온열치료와 자연의학적 개념을 도입하여 면역을 중심으로 한 혁신적이고 통합적인 암치료 컨셉입니다.

이러한 임보크 컨셉은 암의 진단 단계에서부터 집중치료, 회복기 치료 단계를 포함하여 전이, 재발된 암환자 및 말기암 환자들에게 맞춤형 프로그램을 제공하고 있습니다.

 종양학의 통합적 개념인 IKO®가 현대의학적 표준치료의 부작용과 후유증을 줄이기 위한 보완의학적 치료였다면 임보크는 고용량 셀레나제(High dose selenase)와 이뮤노시아닌(이뮤코텔)이 중심이 되어 면역을 활성화시키기 위해 현대의학적 표준치료와 함께 통합적이고 혁신적인 치료방법을 융합하는 것입니다.

임보크 컨셉은 많은 암환우들에게 희망과 용기를 주고 있으며, 특히 전이되고 재발된 암환우 및 말기암 환우들이 희망을 가질 수 있도록 많은 임상사례를 제공하고 있습니다.

 임보크 암환우 희망 토크 콘서트는 통합의학으로 하나 된 사람들(의사, 환우 및 가족)의 이야기입니다. 임보크 컨셉을 통해서 모든 암환우들이 희망을 이어가는 계기가 될 수 있기를 기원합니다.

2023년 12월 25일
한독생의학회

축하합니다

암은 혼자 치료하는 것이 아니고,
의사한테만 맡겨서도 안되고,
함께하는 파트너로서 손을 건네는 사람들이 필요합니다.

윤장현 원장
제주선한병원 대표원장

저는 안과 전공입니다.
2015년 제가 위암을 얻었고, 아내는 11년 전에 유방암을 얻었으며, 아버님은 위암, 장인어르신은 위암에서 간암으로 전이되어서 한 30여년 전 투병하셨는데, 의사라고 해서 암이 저를 피해가지 않더라고요.
1974년도에 의과대학에서 미국의 텍스트를 가지고 공부를 했지만 그때는 면역에 대한 파트는 얼마되지 않았던 기억들이 있습니다.

어려운 일을 당할 때 우리는 익숙한 것들과의 결별을 해야하기도 합니다.
그 누구도 피할 수 없고, 비켜나갈 수 없는 소중한 삶들이 누군가에 의해서 도움을 받지 않으면 다시 일어설 수 없는 그런 어려움을 겪으셨던 동병상련의 동지들이 이 자리에 계신다고 생각합니다.
암은 혼자 치료하는 게 아니고 의사 선생님한테 맡겨서 되는 것도 아니고 배우자가 있어도 해줄 수 있는 것도 한계가 있습니다. 결국은 익숙한 것으로부터 새로운 길을 찾아가야 하는데 기본은 환자를 환자로만 대하지 않고 어려운 길에 귀한 파트너로서 손을 건네는 사람들이 필요하다고 느끼고 있습니다.

오늘 강종옥 대표를 만나 의사인 저로서는 조금 부끄럽습니다.
그의 열정과 또 의학을 전공하지 않은 사람임에도 불구하고 새로운 길을 가는데 두려워하지 않는 것을 보았습니다.
아직도 의사들은 환자란 말이 익숙해 있습니다. '무슨 무슨 환자분 들어오세요' 이렇게 말하지 '환우'란 단어에 익숙하지 않은 게 사실은 우리의 현실입니다.
그런데 강종옥 박사에게는 늘 '환우'라는 호칭이 입에 붙어 있습니다. 어렵고 힘든 일일수록 우리가 힘을 얻고 함께 갈 수 있는 것은 나 혼자만 이 길을 가지 않고 건네는 손들이 있어서 이겨낼 수 있다고 확신합니다.

이렇게 귀한 자리에 귀한 분들을 뵐 수 있어서 큰 영광이고, 어려운 중에도 서로 손 건네 잡고 함께 동행을 다짐하시고, 여러분들을 뜨거운 마음으로 귀하게 여기면서 참 좋은 시간 되셨으면 좋겠습니다. 고맙습니다.

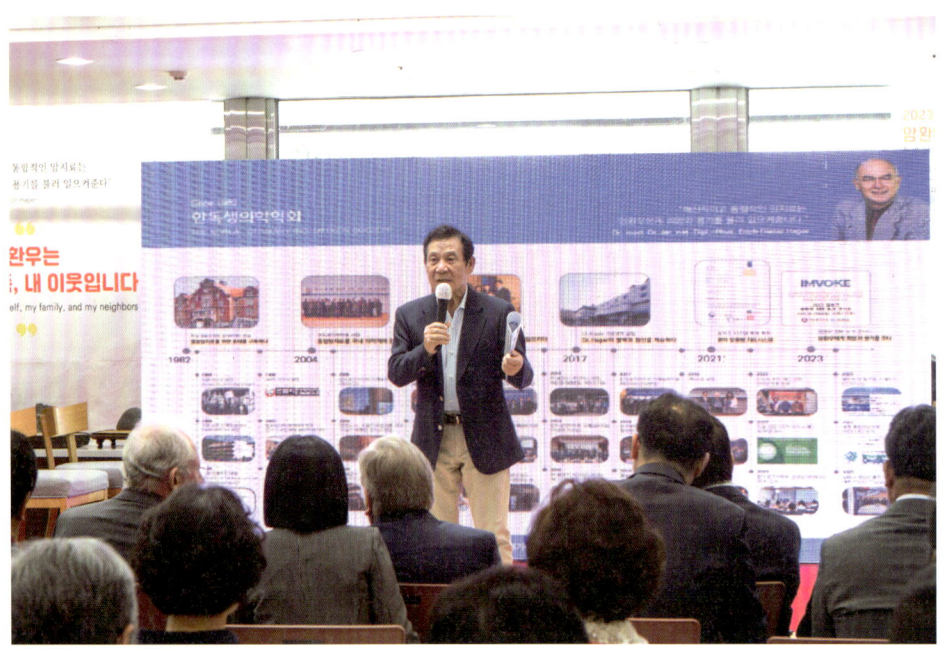

목차

책을 펴내며 • 6
축하합니다 • 11

제1장 | 혁신적이고 통합적인 암치료 컨셉 "임보크(IMVOKE)®" • 15

1. 통합의학의 선구자 하거 박사 이야기 • 16
  1) 비오메드 클리닉의 통합의학적 암치료는 암환자에게 희망을 불러 일으켜 준다 • 18
  2) 암환자들에게 전력을 다하다 • 19
  3) 통합의학적 암치료를 국내 의약계에 접목시킨 한독생의학학회 • 20

2. 한독생의학학회 강종옥 박사 이야기 • 22
  1) Dr.Hager 기념병원의 설립취지와 목적 • 23
  2) 암환우 맞춤 치료컨셉 임보크 • 32
  3) 25년간의 암환우와 아름다운 동행 이야기 • 34

제2장 | 암환우에게 희망과 용기를 불러 일으켜 주다 • 37

1. 상경원 인터메드요양병원 김승조 박사 이야기 • 38
  1) 암치료의 주체는 암환자 자신이다 • 38
  2) 통합의학적 암치료를 해야 하는 이유는 암은 유전자 질환이며 대사성 질환이기 때문이다 • 40
  3) 통합의학적 암치료가 답이다[토크 콘서트 현장속으로] • 48

2. Dr.Hager 기념병원 박성주 진료원장 이야기 • 60
  1) 혁신적이고 통합적인 암치료의 핵심, 고용량 아셀렌산나트륨과 이뮤노시아닌 • 60
  2) 통합의학적 암치료 빠르면 빠를수록 예후가 좋다[토크 콘서트 현장속으로] • 67

3. 통합의학적 암치료로 희망과 용기를 얻은 환우들의 이야기 • 80
  1) 수술이 불가능했던 췌장암 환우 이야기 • 80
  2) 선통합의학적 치료로 전절제 대상에서 부분절제로 치료를 마친 갑상선암 환우 이야기 • 84
  3) 선통합의학적 치료로 암세포가 없어진 위암환우 이야기 • 88

4) 1주일간 통합암치료로 암세포 크기를 50% 줄여 수술을 마친 신장암 환우 이야기
   • 91

제 3 장 | 통합의학으로 하나된 사람들 • 95

   1. 종양학의 통합적인 개념(IKO®)를 합의문서로 출판한 독일 비오신 창립자 이야기 • 96
      1) 종양학의 통합적인 개념 IKO® • 96
      2) 고용량 셀레나제(High Dose selenase) • 100
      3) 바다달팽이에서 찾은 차세대 면역항암제 이뮤노시아닌 • 102
      4) 종양학의 통합적인 개념(IKO®)를 정립한 독일 비오신 창립자의 이야기[토크 콘서트 현장속으로] • 105

   2. 버섯 베타 글루칸을 암환자에게 접목한 첸시우난 박사 이야기 • 108

   3. 임보크 PBM 전신온열기 이야기 • 112
      1) 온열치료의 역사 • 112
      2) 종양학에서 온열치료적 접근 • 113
      3) 근적외선 전신온열기 개발 역사 • 118
      4) 근적외선이란? • 120
      5) 일라이트를 활용한 원적외선 • 122
      6) 임보크 PBM 전신온열기 • 124

제 4 장 | 2023 임보크 암환우 희망 토크 콘서트 • 127

부록 | 한독생의학학회소개 • 135
   • 2023 세계 통합 종양학회(WOCOIO) • 136
   • 한독생의학학회 소개 • 142

제 1 장

혁신적이고 통합적인 암치료 컨셉
"임보크(IMVOKE)®"

1
통합의학의 선구자 하거 박사[1] 이야기

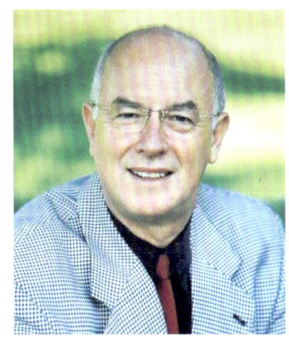

통합의학의 선구자 하거박사

2002년의 하거 박사의 사진입니다.

그는 항상 에너지가 넘치고 아이디어가 넘치는 사람이었습니다. 또한 통합의학을 선도하는 모토(motto)[2] 같은 분으로 독일뿐만 아니라 세계적으로 통합의학을 알리고 인정받는 것에 대해 많은 책임을 느꼈던 분이었습니다.

하거 박사는 기존 치료와 더불어 과학적인 연구로 검증된 보완의학을 융합한 통합의학을 주장하였습니다. 그래서 그는 자신이 치료했던 모든 암에 대해서 통합의학적 암치료를 적용할 수 있는 컨셉을 만들었고 그의 통합의학적 컨셉은 오늘날까

---

1) Dr. med. Dr. rer. nat. Dipl.-Phys. E. Dieter Hager(1947-2009)
  · 1981~2009 독일종양학회 창립 및 이사역임 / 1987-2009 독일 Journal of Oncology 사 편집국장
  · 1982-2009 암치료의 보완적 방법 연구 및 개발을 위한 "생물의학적암치료재단" 설립
  · 경험 및 보완 의학을 위한 의료 협회 회장 (약 15,000 명의 의료인 회원)
  · 독일온열학회 창립 및 회장 역임 / 미국 국제임상온열학회(International Clinical Hyperthermia Society) 회장 및 이사회 회원
  · 한독생의학학회 창립 및 초대 회장
2) 살아 나가거나 일을 하는 데 있어서 표어나 신조 따위로 삼는 말

지도 놀라운 치료 성과를 거두고 있습니다.

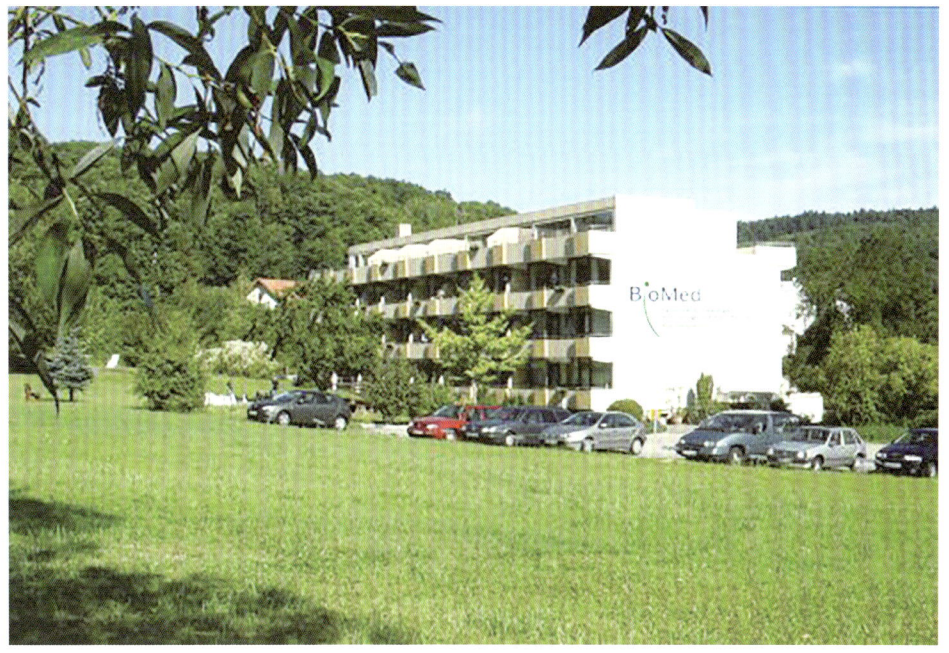

독일 최초 암전문 병원 중 하나인 비오메드클리닉(BioMed Klinik)은 1989년 하거 박사가 설립하였다.

또한 면역이 종양 치료에서 중요하다는 것을 깨달은 첫 번째 사람 중 한 명으로 1980년대부터 면역치료의 중요성을 인식하여 수술, 항암, 방사선치료 이외에도 암을 치료할 수 있는 4번째 옵션은 생물의학적 치료라고 생각하였습니다.

그래서 1982년 독일 생물의학적 암치료재단[3]을 창립하여 생물의학적 치료가 면역 암치료의 핵심으로 발전될 수 있는 토대를 마련하고 생물의학적 제제의 임상적 효과를 입증하기 위해 1989년 독일 최초 암재활전문 클리닉 중 한 곳인 비오메드 클리닉[4]을 설립하여 통합의학적 암치료의 컨셉을 제공하였습니다.

---

3) https://www.biokrebs.de
4) https://www.biomedklinik.de/

1) 비오메드 클리닉의 통합의학적 암치료는 암환자에게 희망을 불러 일으켜 준다.

여전히 암은 많은 사람들을 공격하는 질병입니다. 하지만 치료 기술의 발전으로 암은 더 이상 죽음의 요소가 아니라 암환자의 삶의 질은 지속해서 향상될 수 있다는 값진 희망을 비오메드 클리닉이 만들었습니다.

2009년 9월 12일 비오메드 클리닉은 20주년을 맞이하였습니다.
비오메드 클리닉은 종양학, 온열치료, 면역학을 포함한 다각적인 측면의 치료 컨셉을 통해 암환자 치료에 큰 성공을 이루어 세계적으로 인정받는 암치료 전문 병원입니다. 지난 20년 동안 독일 및 유럽 인근의 환자들뿐만 아니라 미국, 아시아, 인도, 인도네시아, 한국 등 20여 개국에서 총 40,000명 이상의 환자들이 비오메드에서 진료를 받았습니다. 비오메드 클리닉의 치료는 환자를 온전히 고려했을 때에만 성공할 수 있다는 환자 중심의 치료입니다.

하거 박사는 1989년 비오메드 클리닉을 설립하여 그의 경험과 표준치료, 보완의학적 암치료법을 접목하였습니다. 여기에는 생물학적, 물리학적, 심리학적 그리고 자연치유적인 방법이 포함됩니다. 그리고 암의 발생과 성장억제에 대한 이해로 보완적인 방법 즉 생물학적 치료가 결합된 치료 컨셉이 개발되었습니다. 이 치료 컨셉은 종양 제거 수술 이외에도 항암치료와 방사선치료로부터 몸을 회복시키고 세포의 신진대사를 정상화시켜 부작용을 감소시킬 뿐 아니라 면역학과 물리학적 방법을 통해서 종양파괴 효과를 얻을 수 있습니다. 대표적인 예로 온열치료를 들 수 있는데 이것은 비오메드 클리닉을 널리 알린 대표적인 치료 중 하나입니다. 이곳의 다양한 온열치료방식은 온열항암요법을 이용한 암세포 치료저항성을 성공적으로 낮췄고 그에 따른 반응도가 높아졌습니다.

또한 비오메드 클리닉의 치료는 종양을 파괴하는 것에만 중점을 두는 것이 아니라 건강한 생활방식에 대한 설명, 암에 대한 정보, 식습관 개선 및 생활에 꼭 필요한 영양소 보충과 같은 환경적인 요소에 대한 정보를 제공하는 것을 포함하여 전체적인 방향에서 이루어집니다.

정신적인 상태 또한 암환자의 삶의 질과 면역력에 큰 영향을 미치기 때문에 비오메드 클리닉의 심리치료팀은 오랜 경험을 통해 깨달은 노하우로 암환자들에게 필요한 것과 그들의 문제를 해결하고자 합니다.

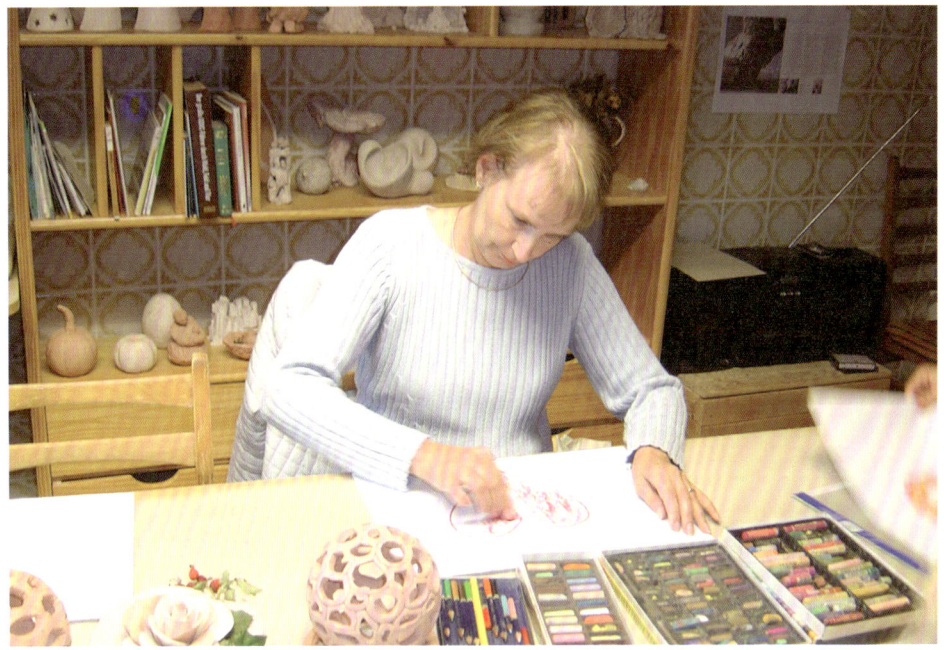

심리종양학은 비오메드 클리닉의 중요한 요소 중 하나이다.

2) 암환자들에게 전력을 다하다.

 비오메드 클리닉에 입원한 암환자는 병원에 치료를 전담시키지 않고 의사, 심리상담사, 물리치료사들과 협력하여 어떻게 치료해야만 건강해질 수 있는가를 결정하는 치료의 주체가 됩니다. 치료 계획은 환자의 건강 상태에 맞추어 '환자가 어떻게 질병을 다루게 될지'까지도 고려하여 구성되고 환자에게 정확하게 전달합니다. 비오메드의 환자들은 이미 다른 병원에서 치료효과가 성공적이지 않거나 재발 된 상태이기 때문에 암에 대한 해박한 지식을 가지고 비오메드를 찾아오는데, 기존의 치료법이 전혀 소용이 없을 때도 비오메드 클리닉의 통합의학적 치료방법들은 성공적으로 치료할 수 있다는 것을 알기 때문입니다. 약 2/3에 해당하는 다른 환자들의 추천으로 비오메드 클리닉을 찾고 있고 이를 통해서 통합적인 암치료 컨셉의 토대가 마련되었습니다.

비오메드의 모토는 "용기를 준다"입니다.

새로운 것을 시작하는 것, 활기차게 주도적인 삶을 만들어 가는 것에는 늦은 시기가 절대 없다는 용기를 주는 것입니다. 의사, 심리학자, 간호사들은 모든 능력과 가능성을 동원하여 의학적으로, 인간적으로 환자를 지원합니다.

그러나 이렇게 통합의학적 암치료의 컨셉을 마련하였던 하거 박사는 불행히도 비오메드 클리닉의 20주년 기념행사를 끝으로 사랑하는 환자, 동료들과 마지막 이별을 고하고 타계하였습니다.

3) 통합의학적 암치료를 국내 의약계에 접목시킨 한독생의학학회

한독생의학학회는 통합의학적 암치료를 국내 의약계에 접목시키기 위해 하거 박사와 2004년 창립하였습니다. 하거 박사는 한독생의학학회를 통해서 독일의 통합의학적 암치료의 학술과 정보 그리고 임상적 교류·협력을 통해 대체의학과 보완의학적 수준에 머물러 있던 국내 암치료 현장을 통합의학적 암치료로 발전시켰습니다. 또한 그는 '환자 중심의 암치료'를 위해 '비오메드 인터내셔널 네트워크'의 국제적인 암환자 네트워크 병원을 구상하였습니다.

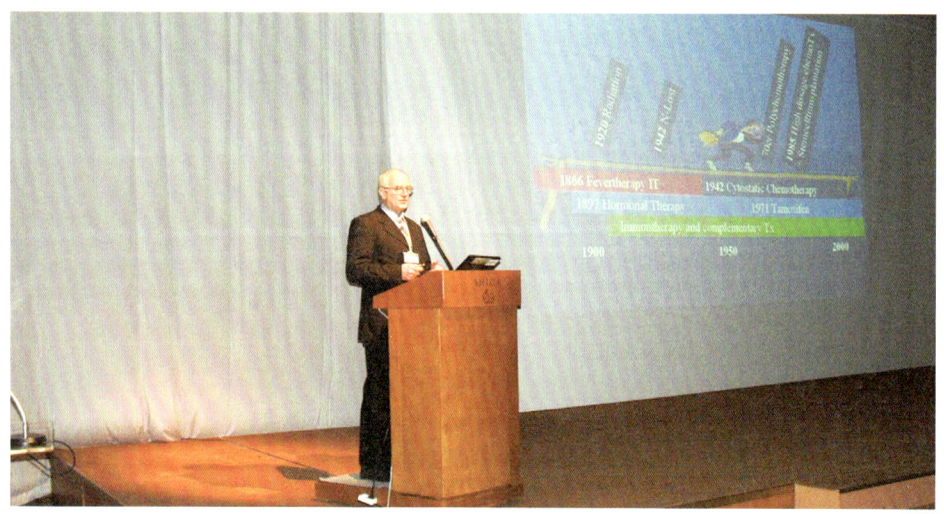

한독생의학학회 창립 심포지엄에서 통합의학의 중요성에 대해 설명하고 있는 하거 박사

2009년 비오메드 20주년 행사를 마지막으로 하거 박사는 암환우와의 동행을 끝냈지만 한독생의학학회는 그의 철학과 정신을 계승하기 위해 2017년 Dr.Hager 기념병원을 설립하였습니다.

　Dr.Hager 기념병원은 하거 박사가 암환우들에게 제공하고자했던 통합의학적 암치료 방법을 혁신적이고 통합적인 암치료 컨셉인 임보크 시스템으로 발전시켰고, 많은 임상적 경험을 통해 많은 암환우들에게 희망과 용기를 불러일으켜 주고 있습니다.

2

한독생의학학회 강종옥[5] 박사 이야기

강종옥 박사

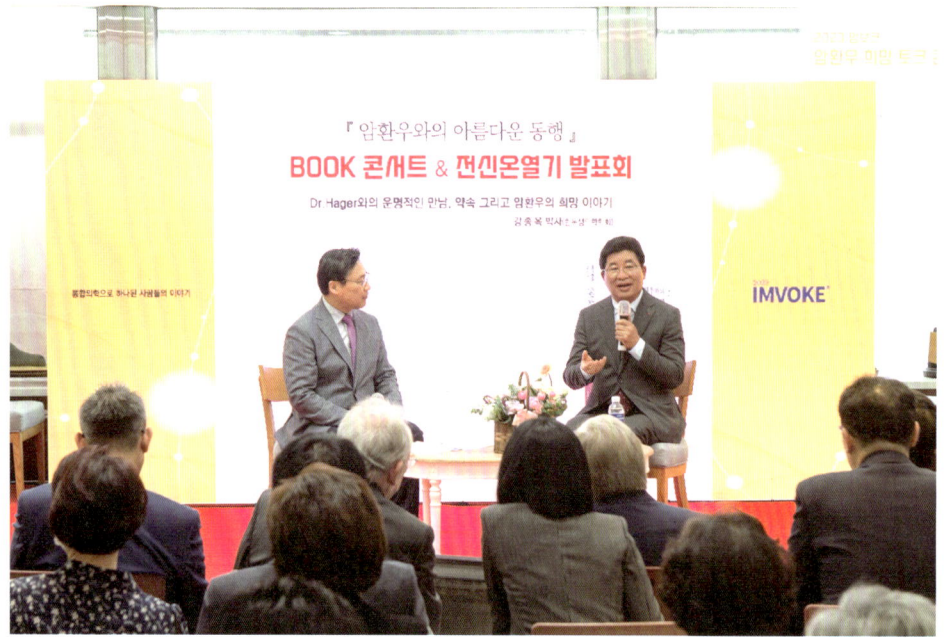

---

5) 종양학의 통합적인 개념(IKO) 국내 의약계 접목
  혁신적이고 통합적인 면역암치료 프로그램 '임보크 시스템' 구축
  Dr.Hager 기념병원 설립
  비오신코리아(주), 한독생의학학회, (주)보종 글로벌 헬스케어 대표이사

1) Dr.Hager 기념병원의 설립취지와 목적

(진행자)

『암환우와의 아름다운 동행』 북 콘서트를 통해서 저자이신 강종옥 박사님을 모시고, 함께 희망을 나눌 수 있는 시간을 갖게 되어서 무척 기쁘고 설레는 마음입니다. 하거 박사님과의 인연 그리고 약속, 이곳에 하거 박사 기념병원을 설립하게 된 배경을 말씀해 주시기 바랍니다.

(강종옥 박사)

저는 본래 제약회사 영업사원 출신입니다.
영업사원으로 현장에서 가방을 드는 것부터 시작하여 의약계의 생리를 잘 알 수 있게 되었고, 의사 중심의 병원 시스템으로 환자들이 불편을 겪고 있는 이 불합리한 구조를 어떻게 하면 타파할 수 있을까 하는 고민도 많이 했습니다. 그러던 중 1998년 의약분업이 시작됐습니다. 대부분의 동료들은 의약품 도매상의 길을 선택했지만 저는 그 길이 싫었습니다.

저는 평소에 독일이 제약의 왕국이자 자연의학을 중심으로 한 생물학이 가장 발달된 나라임을 알고 있었고, '어째서 그럴까? 우리와 다른 점은 무엇일까?'라는 생각을 가지고 있었기 때문에 '의약분업 후 국내 의약계에 독일의 아로마테라피를 접목 시켜보자'라는 생각을 했습니다. 그래서 독일에서 생의학을 전공하신 호서대학교 최옥병 교수님과 함께 아로마 테라피의 범위와 치료과정에 아로마 테라피를 접목하면 어떤 도움이 될 수 있을 것인가를 구상하였습니다.
우리는 한독생의학 아카데미를 구성하여 의사와 약사들에게 아로마 테라피에 대해 전국적으로 세미나를 시작하였고 그 과정에서 암이라는 분야도 접하게 되어 암에 대한 기초 개념을 공부할 수 있었습니다. 이것이 한독생의학 아카데미를 시작하게 된 배경입니다.

**하거 박사는 종양학자이자 면역학자, 치료물리학자로서
통합의학적 암치료 전문 클리닉을 운영하고 있었다.**

2003년, 비오신(biosyn Arzneimittel GmbH)의 초청으로 국내 의료진들과 함께 독일 전문 클리닉들을 견학하는 기회를 가졌습니다.

당시 독일의 의료 환경은 정형외과적 재활을 전문으로 하는 클리닉, 신경 정신과를 전문으로 하는 클리닉, 피부과, 호흡기 등 각 분야별 전문 클리닉이 잘 발달되어 있었습니다. 이 전문 클리닉들은 식이에서부터 치료방법들이 프로그램화 되어 환자들에게 제공되고 있는 것을 볼수 있었고, 저는 이 연수를 통해 하거 박사를 만나게 되었습니다.

하거 박사는 독일 남부의 바트베르크차베른(Bad Bergzabern)라는 온천 휴양도시에서 비오메드 클리닉(BioMed Klinik)을 운영하고 있었습니다. 그를 처음 보았을 때 언어도 통하지 않고, 낯선 첫 대면임에도 불구하고 한 식구 같았고 시간을 함께 보낼수록 여러 가지 생각을 하게 되었습니다.

우리는 보통 사람과의 만남에 대해서 '운명' 또는 '인연'이라는 이야기를 하는데, 운명은 이유 없이 만나는 것이고, 인연이라는 것은 여러 가지 환경적인 조건에 따라 만나게 되는 것을 의미합니다. 저는 하거 박사와의 만남을 '운명'이라고 표현하고 싶습니다.

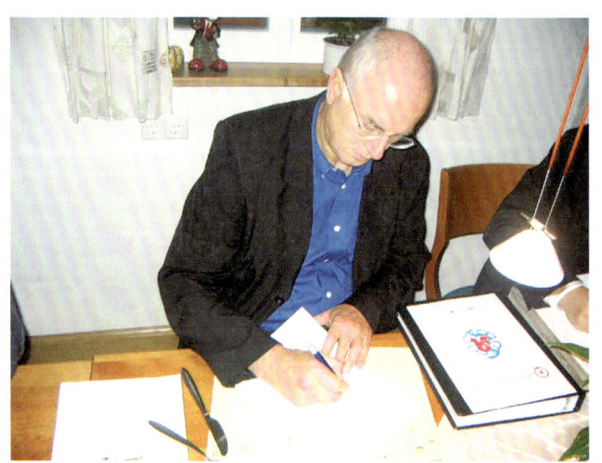

통합의학적 암치료의 발전을 위해 한독생의학학회와 함께 할 것이라는 메시지를 남긴 하거 박사

당시 저는 하거 박사의 통합암치료의 개념에 대해 들으면 들을 수록 '하거 박사님의 철학을 한국 의약계에 접목시킨다면, 우리나라 암환우들의 삶의 질도 좋아질 수 있겠다'는 생각이 들었습니다. 어떻게 하면 국내 의약계에 하거 박사의 철학을 접목할 수 있을까에 대해 고민하였고, 그 답은 '통합의학적 암치료를 실현하고 있는 하거 박사와 함께 한독생의학학회 출범'이었습니다. 그래서 한독생의학학회 창립에 관해 하거 박사에게 부탁했고, 박사는 기꺼이 수락해 주셨습니다.

한독생의학학회 출범을 위해 하거 박사를 한국에 초청하다.
그러나 당시 회사의 재정은 어려웠기 때문에 하거 박사를 초청해도 좋은 곳에 모실 경제적인 여유가 없었어요. 아시는 분의 도움으로 신라호텔에 한독생의학학회 창립 심포지엄은 준비하였으나, 그 외의 부분에서는 그분의 품격에 맞게 대접할 경제적인 여유가 없었던거죠.

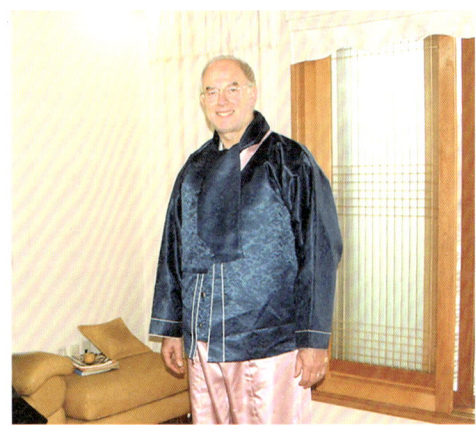
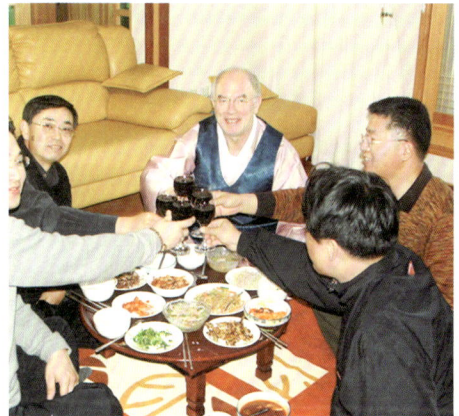

고민 끝에 제가 전라도 출신이며 회사가 광주에 위치해 있기 때문에 서울이 아닌 전라도를 체험하실 수 있도록 하는 것이 좋을 것 같다고 판단하여, 소록도 옆의 고흥 금산이라는 섬으로 하거 박사를 모셨습니다.
그에게 우리나라 전통 한복을 선물하고 토속적인 식사를 함께 하면서 자연스럽게 우리는 하나가 되었죠. 새벽 남해 바다에 배를 타고 나가 그물을 걷어 고기를 잡고, 수평선으로 떨어르는 아침 해를 함께 보면서 미래를 함께 하기로 하였습니다. 그렇게 우리는 하나가 되었습니다.

의·약사 500여명을 초청하여 한독생의학학회를 창립하다.

금산에서 2박 3일을 보내고 우리는 서울로 이동하여 신라호텔에서 의약사 500여명이 참석한 가운데 한독생의학학회를 창립하였습니다.

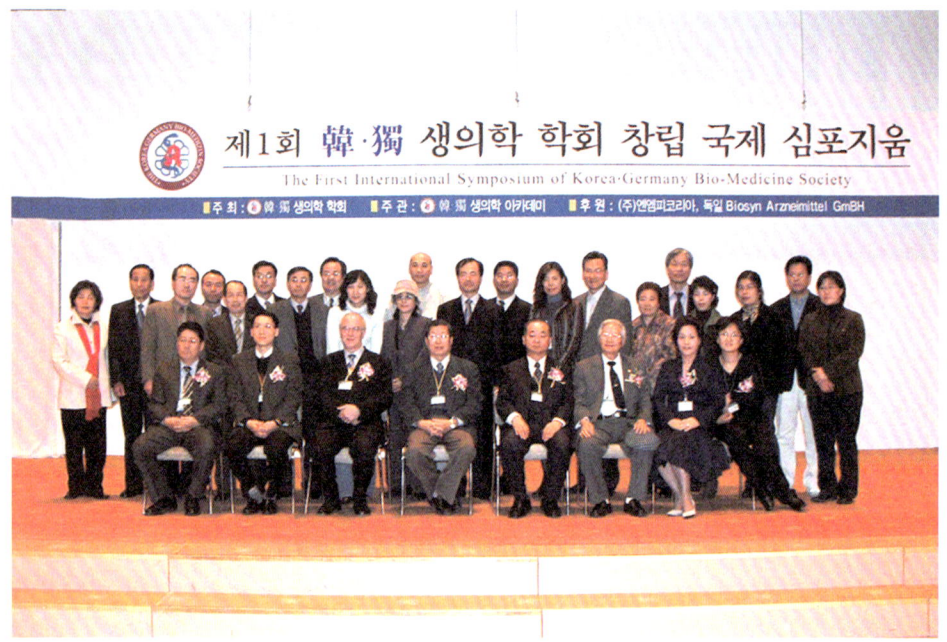

한독생의학학회는 500여명의 의사와 한의사, 약사 등이 모여 2004년 창립되었다

우리는 당시 현대의학과 대체의학적 암치료만 있던 국내 의약계에 통합의학적 암치료의 개념을 처음 소개하였고, 이는 통합의학이 국내에 접목되는 계기가 되었습니다. 그렇게 '통합 암치료'의 개념에 대해 많은 사람들이 관심을 갖게 되었죠.
창립 심포지엄 후 장충동 왕족발 집에서 소주잔을 함께 기울이고 노래방에서 부대끼면서 우리는 통합의학적 암치료의 미래를 위해 함께 할 것을 약속하였습니다.

그래서 하거 박사와의 만남이 인연이 아닌 '운명적인 만남이다'라고 말씀드리는 것입니다. 이러한 운명적인 만남이 있었기에 우리가 '운명적 행동과 미래를 꿈꾸었던 것'이라 생각합니다. 한독생회의학학회를 출범하고 난 후 독일과 국내 의약계는 본격적인 교류·협력을 시작하였습니다.

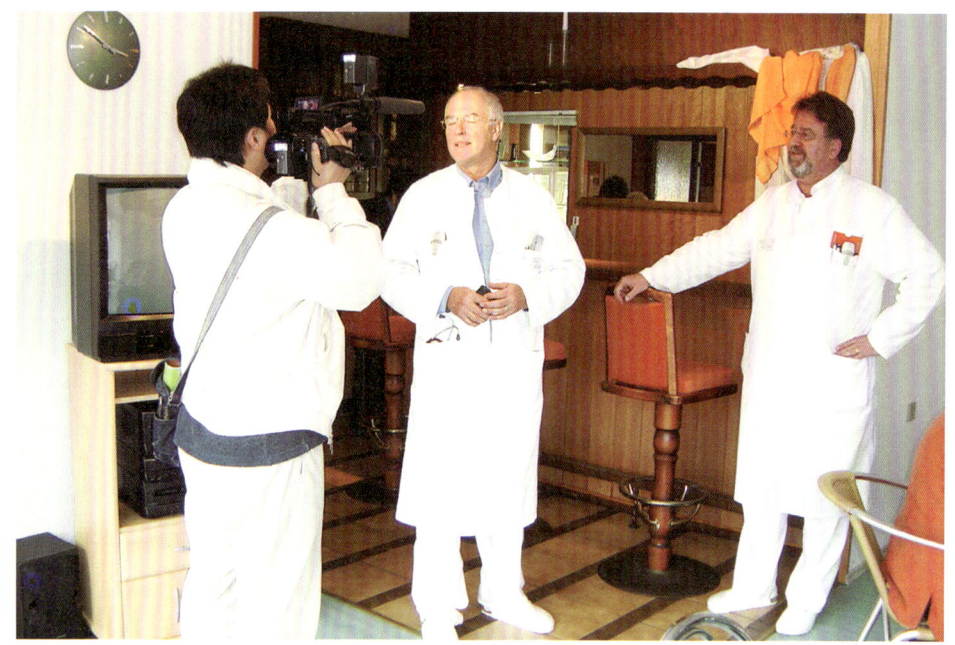
연합뉴스 촬영팀과 촬영에 임하고 있는 하거 박사

2005년 하거 박사는 연합뉴스(YTN)의 기획특집 "독일의 특별한 암치료 병원" 촬영을 통해 비오메드 클리닉의 치료프로그램들을 국내에 소개하였고 우리나라에 통합의학적 암치료를 알리는 모티브 역할을 했습니다. 그리고 우리나라 의사와 약사 30명을 개인경비로 독일로 초청해서 '전라도식'으로 대접하면서 '함께하면 강해진다(Together, we are stronger)'라며 우리를 환대해주셨습니다.

하거 박사와의 약속은 비오메드 인터내셔널 네트워크 병원을 위한 협력이었다.
당시 하거 박사는 비오메드 클리닉을 통해서 다양한 국가의 수많은 암환자들을 치료하고 계셨어요. 물론 처음에는 현대의학적 치료를 보완한 통합의학적 치료를 하니 많이 좋아졌을 것 아닙니까? 문제는 시간이 지나갈수록 독일과 유럽의 환자들에 비해 중동이나 아시아에서 온 환자들에게서 치료 효과와 삶의 질이 떨어지는 것을 보게 되었죠. 그 원인에 대해 분석 해보니 중요한 것은 의학적 치료가 아니라, 식이와 영양 그리고 심리·정신이라는 것을 알게 되었습니다.
한국에서 온 환자들도 처음에는 독일에서 치료를 하면서 많이 좋아졌는데 좀 좋아

지니까 고향 생각이 나고, 김치가 먹고 싶고 또 한국 말이 그리워지는 거죠. 이렇게 의학적 치료보다 식이 그리고 심리적인 측면이 저하되면, 결국 삶의 질이 떨어진다는 것을 발견하게 됩니다.

하거 박사는 대안으로 한국의 환자들은 한국에서 치료를 받고, 의사들이 교육을 받아서 서로 교류하면서 '환자 중심의 치료를 제공하면 된다'라는 결론을 내리게 됩니다.
그리고 '비오메드 인터내셔널 네트워크 병원(BioMed International Network Clinic)을 만들어 환자들에게 최적의 치료 시스템을 제공해 주면 된다'라면서 저에게 그러한 병원을 함께 만들면 어떻겠냐고 제안을 했어요. 그때 당시 그분의 말씀이 맞고 또 정의롭기 때문에 무조건 "예 병원을 만들겠습니다" 이렇게 답하였죠.

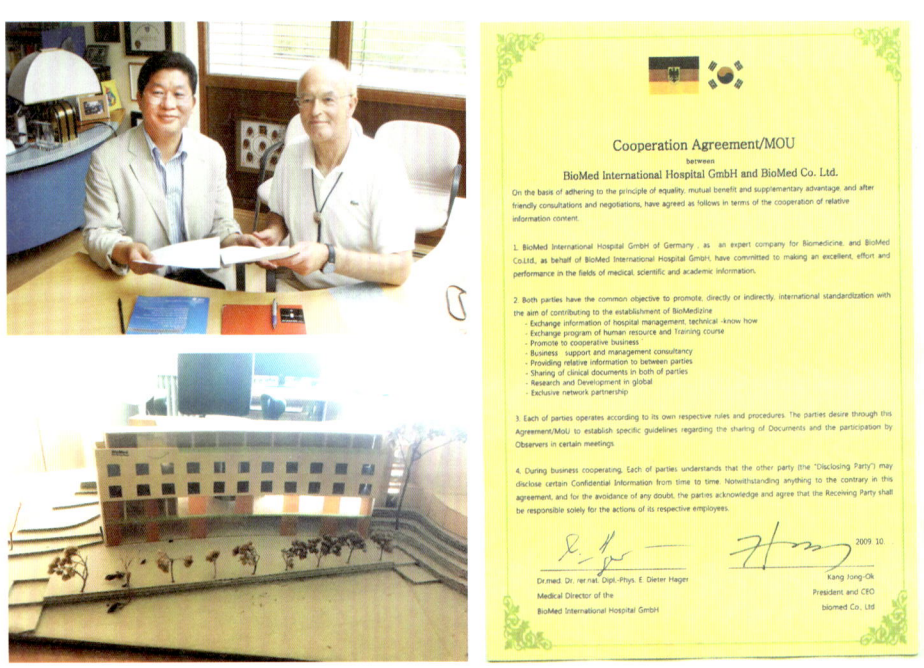

하거 박사와 비오메드 인터내셔널 네트워크 병원을 설립하기 위한 협약을 체결하였다.
당시 하거 박사가 구상하던 비오메드 인터내셔널 병원 모델

하거 박사는 면역을 중심으로 한 혁신적이고 통합적인 암치료 컨셉을 위한 비오메드 인터내셔널 네트워크 병원 설계도를 본인이 1부 가지고, 한국 비오메드 클리닉을 위해 저에게도 1부 주었습니다. 우리는 비오메드 인터내셔널 네트워크 병원 설립을 위한 협약서를 체결하였고, 하거 박사가 평생 연구하고 노력해온 혁신적이고 통합적인 암치료 컨셉을 국내 의약계에 접목시켜 한국 암환우들에게 희망과 용기를 불러일으켜주는 꿈을 꾸게 되었죠.

**이후 하거 박사는 희귀암으로 진단되었고
비오메드 클리닉 20주년 기념식을 맞이하여 그의 동료와 암환우들에게
감사의 글을 마지막으로 영원한 이별을 하게 되었다.**

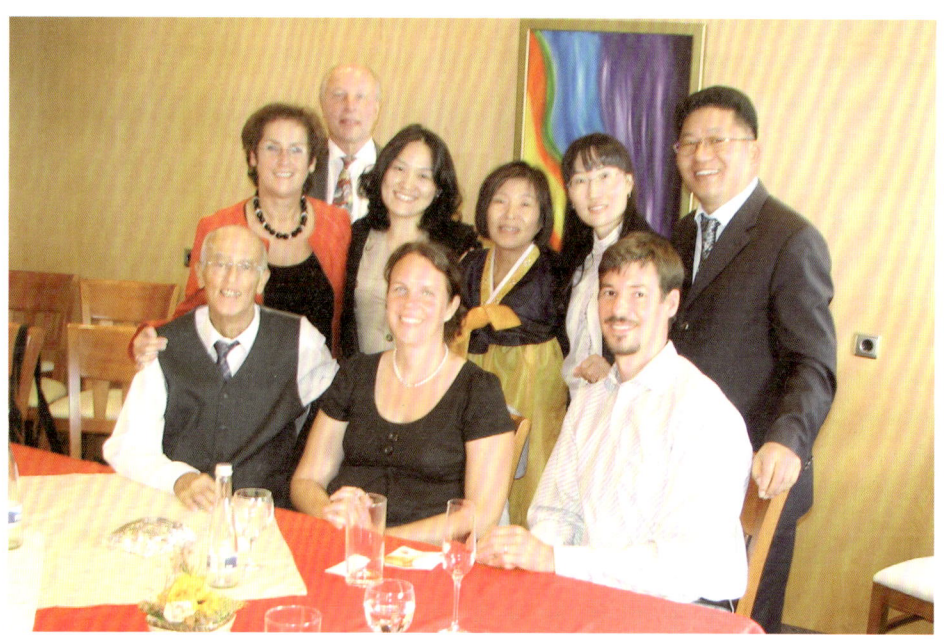

비오메드 클리닉 20주년 기념행사 후 그의 가족들과의 만찬에 초청받았다.

통합의학의 선구자로서 종양학자로서, 면역 영양학자, 치료 물리학자로서 그리고 암환우로서의 마지막 생을 마친 하거 박사는 저에게 모든 것을 주고 가셨지만 하거 박사가 돌아가시고 난 후 비오메드 인테내셔널 네트워크 병원 설립에 대한 약속에 대해 많은 고민을 하게 되었습니다. 무엇보다도 제가 의사가 아니지 않습니까? 막

연했습니다.

하거 박사와 약속을 할 때만 하더라도, '내가 한국에 병원만 만들면 하거 박사가 한국의 의사들과 교류해서 국내 의료 환경을 개선하고 암환자의 삶의 질을 높여 줄 것이다'라는 생각을 했었던 거죠. 그런데 갑자기 선장이 없어졌잖아요? 빅 브라더(Big Brother)로서 방향을 알려주시던 분이 안 계셨기 때문에 방황을 하였습니다.

 많은 고민 끝에 하거 박사의 철학과 정신을 계승하는 'Dr.Hager 기념병원'을 국내에 설립하는 것으로 목표를 정하였습니다.

독일 비오신(biosyn Arzneimittel GmbH)의 창립자 중 한명인 슈티펠 박사(Dr. rer. nat. Thomas Stiefel)의 도움으로 독일연수와 국제심포지엄 등을 다시 진행할 수 있었고, 2017년 드디어 꿈에 그리던 Dr.Hager 기념병원을 설립하게 되었습니다.

하거 박사와의 운명적인 만남을 통해 그와의 약속을 실천하는 과정에서 온갖 어려움과 시련이 있었지만, 그의 철학과 정신을 널리 알리고 암환우들에게 희망과 용기를 전달하기 위해, 오직 앞만 보고 달려왔습니다.

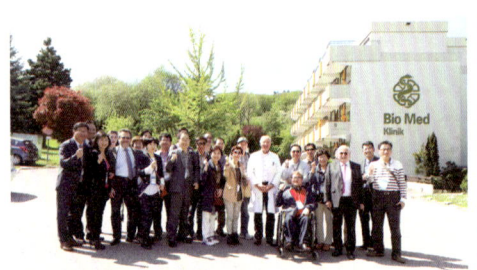 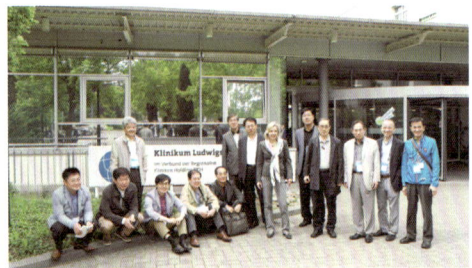
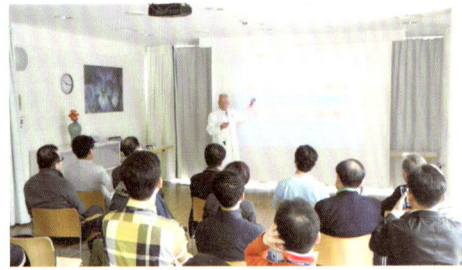 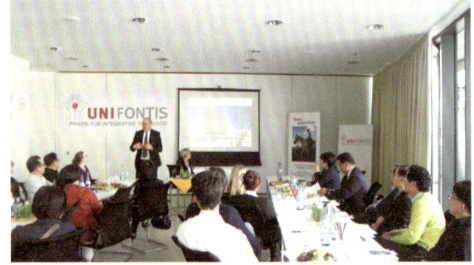

슈티펠 박사의 도움으로 독일 통합의학적 암치료전문병원들과 지속적인 교류를 진행하였다.

사람이 자신의 한계를 넘어서 몰입하면 미쳤다고 하잖아요?
저는 통합의학에 미친 사람으로서 많은 오해도 받았고, 현대의학자들의 공격도 받았습니다. 그렇게 Dr.Hager 기념병원은 설립되었습니다.

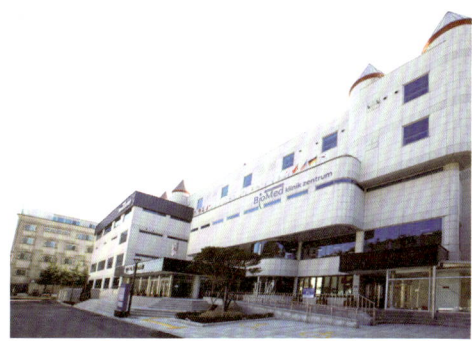
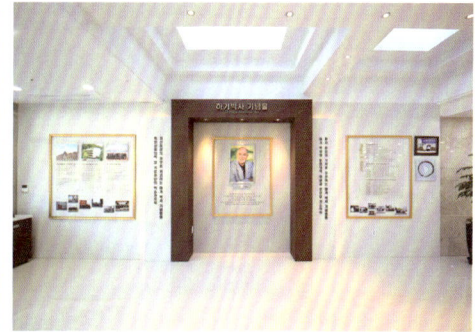
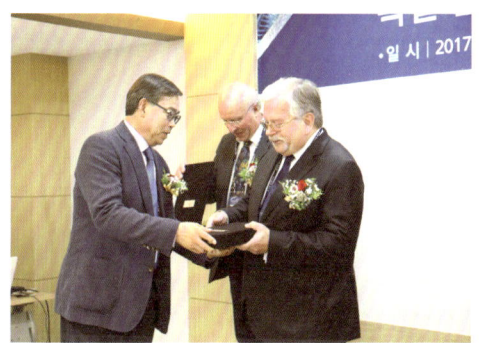
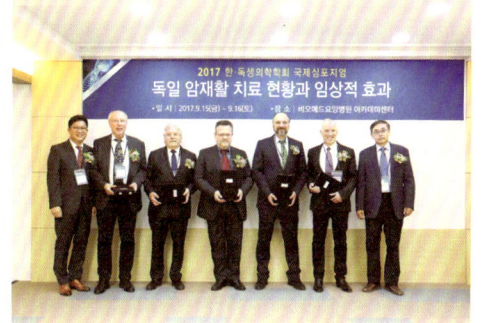

Dr.Hager 기념병원 설립 후 하거 박사의 동료이자 제자들을 초청하여 국제심포지엄을 개최하였다.

2) 암환우 맞춤 치료컨셉 임보크

(진행자)

오늘의 이야기는 여러분께 큰 감동일 겁니다. 이렇게 짧게 이야기하지만 그 안에 얼마나 많은 사연들을 가지고 계시는지... 지금까지 Dr.Hager 기념병원의 설립과정에 대해 말씀해주셨는데 의사가 아닌 입장에서 그 어려운 과정들을 어떻게 극복해낼 수 있었는지 조금더 자세히 말씀해 주시죠.

(강종옥 박사)

**하거박사의 철학과 정신을 계승하고
통합적인 암치료 컨셉을 국내 의약계에 접목시키기 위한 목표 달성**

암환우들이 요양병원에서 암 상병코드를 가지고 치료를 받을 수 있게 되기까지 주도적으로 역할을 한 사람이 있을 것이고, 상당한 시간과 노력이 필요했을 것 아니겠습니까? 바로 양일권 박사님이 계셨기 때문에 가능했다고 생각합니다.

이분은 의사가 아닌 보건학 박사이지만, 당시 노인요양병원을 운영하는 과정에서 '암환우들에게도 요양이 필요하고 병원에서의 추가적인 치료가 필요하다'라는 필요성을 느끼고 수년간의 노력 끝에 거쳐서 암환우들에게 요양코드가 부여될 수 있도록 공헌하신 분이십니다. 의사가 아님에도 암환우들에게 헌신하신 것을 보며, 저도 암환우들을 위해서 무엇인가를 해야겠다는 생각을 하게 되었습니다.

저는 '통합의학의 컨셉을 우리 의학에 접목시키자'는 목표를 세우고 노력해왔습니다. 이를 위해서는 모델이 필요하고, 효과적인 치료 프로그램이 제공되어야 하며, 그 프로그램을 실행하여 치료하는 의사가 필요합니다. 의사가 있음으로써, 치료를 받는 환자들에게 희망과 용기를 주는 시스템이 필요한 것이죠.

하거 박사의 혁신적이고 통합적인 암치료는 기존의 현대의학적 치료와 더불어 검증된 보완의학적 치료를 접목한 통합의학적 암치료 컨셉입니다. 통합의학적 암치료 컨셉을 구현하기 위해서는 진단부터 회복기 치료까지의 치료 매뉴얼이 필요하며, 매뉴얼을 실행하기 위한 시설과 장비를 갖춘 모델 병원이 개설되어야 합니다. Dr.Hager 기념병원은 소프트웨어(치료프로그램)와 하드웨어(치료시설과 장비)를 갖추고 실행하는 병원으로, 하거 박사가 실행하고자 하였던 통합의학적 암치료 프로그램을 접목시킨 병원 플랫폼입니다.

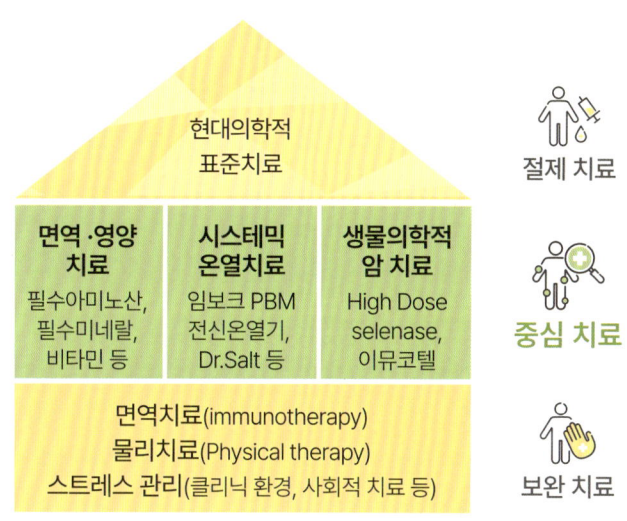

임보크 컨셉

2017년에 Dr.Hager 기념병원을 설립하고 임보크 시스템을 구축하기 위해서 많은 노력을 했지만, 주변의 시기와 질투로 인해 송사(訟事)에 휘말리는 등 이루 말할 수 없는 고통을 겪었습니다. 그러나 그동안 하거 박사의 철학이 옳고, 정의롭다고 믿었기 때문에 그것을 성공해야만 많은 암환우들에게 희망과 용기를 불러일으킬 수 있다는 일념으로 버텨왔습니다.

이것이 임보크의 컨셉이며, 임보크 시스템은 특허 등록을 통해 독창성이 입증되었습니다. 혁신적이고 통합적인 암치료 컨셉인 '임보크 시스템'이 모델이 되어, 많은 병원들에 접목되어 암환우들의 아픔을 살펴줄 수 있기를 기대합니다.

지난 6년간 도와주신 많은분들이 계셨기에 오늘 이러한 뜻깊은 행사를 할 수 있게 되어 기쁩니다.

지금 우리 눈에 보이지 않는 암환우들이 많습니다. '암은 곧 죽음이다.'라고 생각하기 때문에 노출을 안 하고 대부분 감춰요. 이번 행사를 계기로 그분들의 삶의 질이 개선되고, 실질적으로 통합의학적 영역에서 오랫동안 환자들을 진료해온 의료진들의 경험을 공유하여 암에 걸려도 만수(萬壽)를 할 수 있다는 희망과 용기를 갖게 되시기를 바랍니다.

3) 25년간의 암환우와 아름다운 동행 이야기

(진행자)

평상시 암환우들을 사랑하는 마음으로 많은 전문가들과 교류하고, 향후 암환우 희망재단도 준비하고 계신데요. 우리 암환우들에게 당부의 말씀이 있으시면 해주시기 바랍니다.

(강종옥 박사)

암은 더이상 남의 일이 아니다.

두 집 건너서 한 사람이 암으로 진단되고 있고, 지금 여기에 계신 분들도 거의 암환우분들로 알고 있고 더 많을 수도 있습니다. 많은 분들이 암으로 진단되는 것에 대한 막연한 두려움을 가지고 있고 암으로 진단되면 죽음이라고 생각합니다. 엊그제 어떤 분께서 "J대학병원 암센터에서 색전술을 했는데, 지금은 호스피스로 가라고 한다. 어떻게 할까요, 비오메드에 입원할 수 있습니까?"라고 전화를 주셨어요. 이런 상황을 접하게 되면 매우 안타깝잖아요? 만약 그분이 사전에 면역을 중심으로 한 통합의학적 암치료를 했더라면 훨씬 더 좋은 효과(호스피스를 가지 않아도 될 상황)가 있었을 수도 있었는데 모르셨잖아요?

혁신적이고 통합적인 암치료를 모르고 현대의학적 치료만 맹신하다 치료의 한계로 호스피스로 보내졌던 것입니다. 호스피스에 가면 뻔하지 않습니까? 통증으로 모르핀을 투여하고 그로 인해 간독성이 생기고 간독성으로 가려움증이 발생되면, 그 가려움증 때문에 수면제를 주는 상황이 반복됩니다.
그러면서 암환자의 삶의 질은 최악으로 낮아져 돌아가시게 되는 너무나도 안타까운 현실을 많이 보았습니다. 많은 분들이 지금 이 순간에도 이러한 과정을 겪고 있습니다.

 오늘 콘서트를 계기로 많은 암환우 분들이 진단 받으면 '맞아! 내가 가진 암의 특성은 이런 것이고, 어떤 치료를 받아야 내가 살 수 있어.'하고 생각하는 계기가 됐으면 좋겠습니다.
그런 의미에서 제가 암환우와 25년간 함께한 경험을 통해 얻은 암의 특성과 치료과정에 대한 문제점, 또 통합의학적 암치료를 했을 때 내 몸은 어떤 변화가 일어나는가? 등에 대한 치료의 시각화를 도와드리기 위해 가이드북을 출판하게 되었습니다.

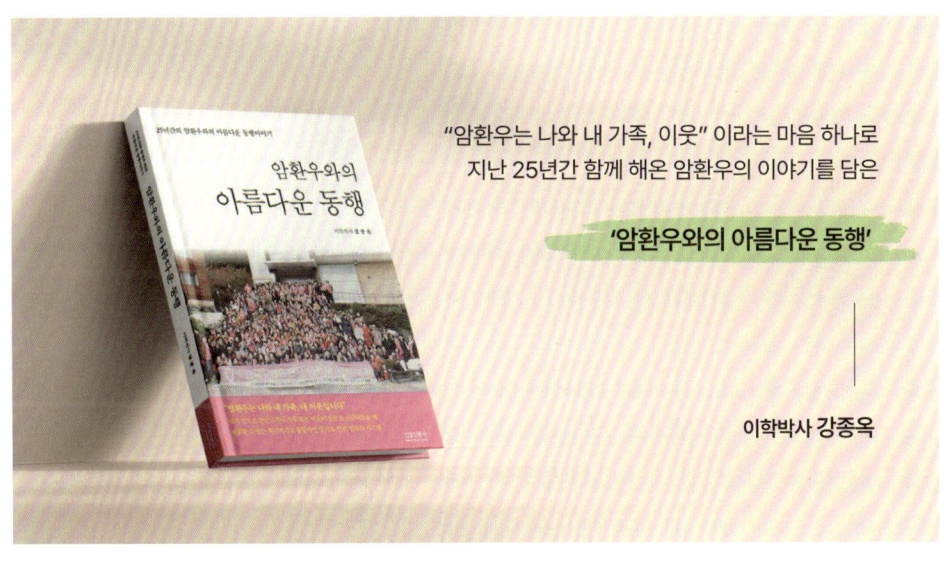

내가 암에 걸렸을 때를 대비하여 내 치료 방법은 내가 가지고 있어야 한다.

왜냐하면 치료의 주체가 바로 나이기 때문이에요. 그래서 가족이 암에 걸리면 그 치료 프로그램을 소개해주고, 주변의 친구나 아는 사람들이 암에 걸렸을 때에도 그 치료 프로그램을 공유해줄 수 있었을 때 우리는 통합의학으로 하나 된 사람들로서 암환우에게 희망과 용기를 불러일으키는 데 일조할 수 있을 것이라고 생각합니다. 그런 부분에서 우리가 함께했으면 좋겠습니다.

그리고 응원해주시면 감사하겠습니다.

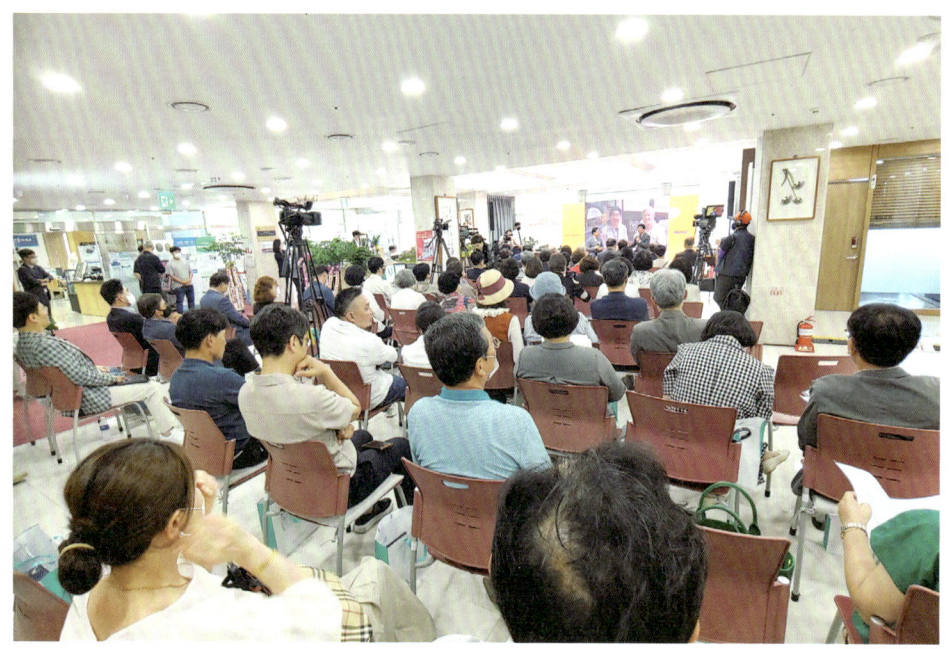

2023 임보크 암환우 희망 토크 콘서트 전경

본 내용은 **2023 임보크 희망 토크 콘서트** 내용을 편집한 것입니다.
자세한 사항은 **임보크 유튜브** 또는 **QR코드로 확인가능**합니다.

▶ YouTube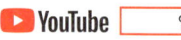

제 2 장

암환우에게
희망과 용기를 불러 일으켜 주다

1

상경원 인터메드요양병원 김승조[6] 박사 이야기

1) 암치료의 주체는 암환자 자신이다.

 암으로 진단받고 치료중인 암환자, 대학병원의 암센터, 암재활 치료를 하고 있는 병원 또는 보험회사 중 누가 암치료의 주체인가?

1970년대부터 의료현장에서 노력했음에도 불구하고 결국 돌아가시는 환자들을 보면서 많은 것을 느끼게 되었습니다. 또 서울성모병원에서부터 시작하여 보완의학, 대체의학을 20년을 넘게 하다 보니 "암환자 치료, 통합의학이 답이다"라는 개념이 섰습니다. 그렇게 2019년 7월 상경원을 개원하여 4년째가 되었습니다.

 대학병원이나 암센터는 병인론적 관점에서 정밀의료를 중심으로 지난 50여년간 치료기술을 눈부시켜 발전시켜왔지만, 결론적으로 암환자에게 희망을 주고 암이 극복되었는가라는 질문에 대해서는 말기암이나 전이암 환자와 같이 다학제치료[7]를 실패한 환자들의 항암제 내성으로 인해 치료가 성공적이라고 볼 수 없습니다.

 암치료를 시작 할 때부터 암의 특성과 암환자들이 가지고 있는 기본적인 문제점을 표적으로 제대로 평가해야 하고, 평가에 따라서 철저히 치료할 수 있는 컨셉을 가져야 합니다.

---

6) 가톨릭대학교 의과대학 졸업, 박사
　가톨릭의대 산부인과 부교수 / CHA의과대학 분당차병원 병원장 / 차병원 부인암종합진료센터 소장 / CHA의과대학 산부인과 교실 주임교수 / CHA의대학 분당차병원 명예원장 / 국제 융모상피암회장 역임(ISSTD) / 상경원 인터메드요양병원 병원장
7) 여러 진료과 의사가 모여 동시에 환자 상태를 상담하고 어떤 방식으로 수술 치료를 진행할 것인지를 논의하는 치료방식.

현대의학적 치료방법은 유전자를 표적으로 한 미세국소치료이다 보니 문제점이 발생되기도 합니다. 이러한 문제점들을 해결하기 위한 답은 통합의학적 치료입니다. 저는 현대의학적 치료의 중심인 대학병원 암센터에서 환자들을 치료를 했던 의사였고, 더 이상 현대의학적 치료를 할 수 없는 환자들에게 어떻게 치료를 해줄 수 있을까 해서 암요양병원도 설립해보았지만 모두 한계가 있었습니다.

우리나라 최고 수준의 암센터에서 고민하고 있는 것 중 하나가 보험의 적용 문제입니다. 서울성모병원에서 1차 은퇴 후 분당차병원에서 암센터를 구축하였고, 지금은 상경원 인터메드요양병원을 운영하면서 실손보험 등을 적용하는데 이것도 굉장히 힘듭니다.

암치료의 주체는 누구인가? 어떻게 할 것인가? 강조하고 싶은 것은 "암환자 자신부터"입니다.

암은 암환자 자신의 문제이기 때문입니다. 내가 지금 싸우고 극복해야 하는 병이 암이기 때문에 암의 실체와 특성이 무엇인가를 확실하게 알아야 됩니다. 암치료는 여기에서부터 시작됩니다. 우리나라는 표준의학 치료센터가 많이 있지만 그럼에도 불구하고 내성이 생긴 암환자를 고치는 것은 불완전합니다. 그렇다고 말기암 환자를 치료하는가? 그것도 아닙니다. 왜냐하면 병인론적인 치료접근으로 인해서 오히려 어려운 환자를 만드는 한계도 있습니다.

제가 "통합의학적 암치료가 답"라고 이야기를 하고 있지만, 그것의 가장 걸림돌이 되는 것은 암치료 주체들의 인식과 협동, 그리고 역할분담입니다.

중요한 것은 치료의 주체인 암환자가 암의 실체를 제대로 알고 치료를 어떻게 선택해야 하는지를 알아야만 혁신적이고 통합적인 암치료를 통해서 희망과 용기를 불러 일으킬 수 있습니다.

2) 통합의학적 암치료를 해야 하는 이유는 암은 유전자 질환이며 대사성 질환이기 때문이다.

암은 유전자 질환의 모습도 있지만 궁극적으로는 대사성 질환입니다. 통합의학적 암치료는 암을 유전자 질환 뿐만 아니라 대사성 질환으로 보는 것에서부터 시작합니다. 그러면 대사적 치료만 한다고 되는가? 그것은 아닙니다.

더 혁신적이고 통합적인 개념에서 대사와 유전자적 질환으로 같이 보고 치료해야 된다는 것을 암환자들이 인식해야 되고 그 치료개념이 완치, 부분치료, 보존치료, 생명연장 중 어디에 해당되는 것인가를 알아야합니다. 이것이 통합의학적 암치료의 핵심 개념입니다.

암환자들이 자신의 문제인 암에 대해서 정확하게 인식하지 못하고, 표준암치료에서도 일부 교수들만이 대사성 질환의 차원에서 암을 이야기하고, 그 이외의 많은 의사들은 아직도 암이 대사성 질환이라는 것을 받아들이지 못하고 있습니다.

암을 대사성 질환으로 여기고 연구가 시작된 것도 벌써 100년 가까이 지났습니다. 1931년 노벨상을 수상한 오토 바르부르크(Otto Warburg)교수[8]는 '암환자는 글루코스 단백질 대사에 장애가 생겼다'라고 주장하였습니다. 쉽게 설명하면, 암환자와 정상인 간의 차이는 미토콘드리아에 있습니다. 미토콘드리아는 우리 몸의 '엔진'과 같은 역할을 합니다. 암환자의 미토콘드리아는 미숙하여, 에너지를 내는 ATP를 올바르게 생성하지 못하거나 능력이 떨어지기 때문에 암은 대사성 질환으로 진행되는 것입니다.

---

[8] 독일의 생화학자. 오늘날까지 쓰이고 있는 검압계를 고안하여 세포의 호흡을 조사하고, 세포호흡에서 철의 촉매작용을 발견하여 전자전달계의 기초를 닦았다. 또 세포호흡계의 중요한 조효소를 발견하고 암세포의 해당작용계의 연구와 광양자수량의 결정의 연구로 유명하다.

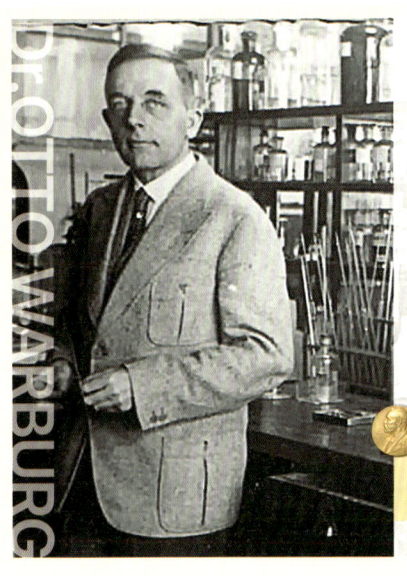

현재 현대 의학에서는 세포 DNA가 손상되는 '유전자 이상(체세포 돌연변이)'을 암의 원인으로 인식하고, 이를 치료하는 방법을 사용하고 있습니다. 그래서 빠르게 성장하는 암을 수술로 제거하고 항암치료 방사선 치료를 통해 제거하는 대증적 치료에 집중하고 있습니다. 한편, 암의 원인을 미토콘드리아 등 세포 환경의 변이로 보는 시각도 있습니다.

오토 바르부르크 교수는 '암은 대사질환이다'라고 주장하며, 세포의 호흡 능력이 지속적이고 되돌릴 수 없는 상태로 손상될 때 정상세포가 암세포로 변한다는 가설을 세웠습니다. 미토콘드리아의 손상으로 세포가 호흡할 수 없는 상태에서 부족한 에너지를 얻기 위해 해당 발효과정을 항진시키는 것이 암의 원인이라고 보는 것입니다. 정상적인 미토콘드리아가 약 90%의 연료를 산소와 연소시켜 포도당 1분자 당 약 36ATP가 생성되는 세포호흡을 하는데, 암세포는 포도당 1분자 당 2ATP를 만들어 에너지 효율이 매우 낮습니다. 그래서 암세포는 정상세포보다 포도당을 더 많이 흡수할 수 있도록 포도당 수용체가 활성화되어 있으며, 이를 통해 세포 구성물질 합성을 더 많이 수행하여 빠르게 분열하고 성장하는 특성을 지니고 있습니다.
이런 암세포의 대사적 특징을 '바르부르크 효과'라고 부릅니다.

통합의학적인 암치료는 암을 유전자 질환으로 보는 병인론적 치료와 대사질환의 치료를 병행하는 것인데, 핵심은 고농도 셀레늄 치료라고 생각합니다. 초기에는 미슬토가 면역을 높여주는데 중추적인 역할을 했다면, 지금은 차세대 면역항암제로 바다달팽이 혈액에서 추출한 이뮤노시아닌 성분의 이뮤코텔이 각광을 받고 있습니다. 거기에 전신온열치료(Whole body hyperthermia)를 병행하는 것이 혁신적이고 통합적인 암치료법이라고 생각합니다.

암의 본질은 결국 자기 숙주에 있는 세포가 악질로 변한 것입니다.
암세포로 변한 세포는 살아남기 위해서 환경을 조작하고 면역억제 물질을 분비해서 면역세포를 억제시키고 속여서 '내가 네 친구니까 좋은 것은 내가 다 먹을게'라고 합니다. 그래서 암세포를 보면 글루타치온 등의 항산화 물질이 정상세포보다 수십배 이상 더 많이 가지고 있는 것을 볼 수 있습니다.

암세포에 있는 글루타치온을 어떻게 제거시키는가가 중요한 과제입니다.
고용량 셀레늄 치료는 암세포 내부에 과도하게 축적되어 있는 글루타치온을 제거한다는 메커니즘이 2014년 스웨덴 카롤린스카 대학의 마이클 뵈른스테트(Mikael Björnstedt) 박사팀에 의해 발표되었습니다.

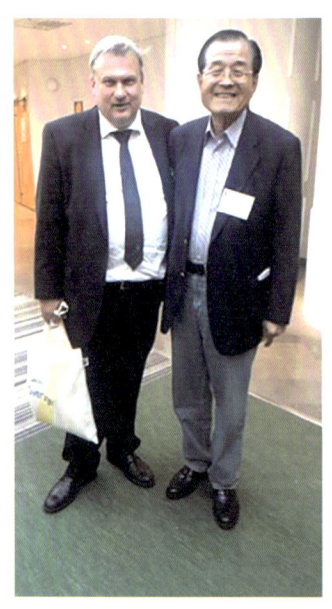

저는 셀레늄 발견 200주년 기념 심포지엄이 열린 스웨덴에 가서 직접 뵈른스테트 박사를 만났고 그의 이론에 대해서 심도 깊은 토론을 했기에 셀레늄에서 답을 찾을 수 있었습니다.

◀ 2017년 스웨덴 카롤린스카 의과대학에서 개최된 셀레늄 발견 200주년 심포지엄에서 마이클 뵈른스테트 박사와 함께 찍은 사진

통합의학적 암치료 개념에서의 암치료 접근법과 핵심치료는 무엇인가?

암은 혈액암과 고형암으로 나눌 수 있습니다. 그리고 고형암이면서 고형암이 아닌 융모상피암으로 분류됩니다. 60년대 우리나라 여성 암 중에 가장 많은 것이 융모상피암이었습니다. 융모상피암의 전단계 양성질환은 포상기태입니다.

혈액암은 항암제 위주로 치료를 해야하고, 고형암은 수술 방사선 치료를 해야 합니다. 나머지는 전부 보완요법적 치료입니다.

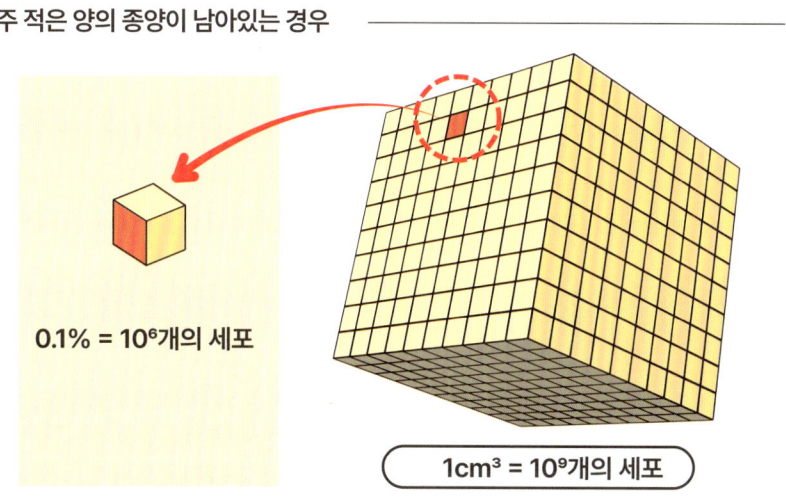

만약 암을 치료하고 0.001%의 암세포가 남아있다면 어떻게 할것인가?
이때에는 병인론적인 개념만으로 접근해서는 안됩니다. 유전자 돌연변이 개념 뿐만아니라 대사(Metabolic)적 개념을 치료의 범주에 같이 넣는 것이 통합의학적 치료 개념입니다. 수술로써 철저하게 뿌리를 뽑고 몇만 분의 1이라도 암세포가 남아있다면, 그것을 어떻게든 제거하기 위해서 고농도의 셀레늄 치료뿐만 아니라 면역을 높여줘야 하고 식습관을 개선해 주어야 합니다. 또한 영혼 실조증을 고쳐야 합니다.

이렇게 모든 것을 다 동원해서 철저하게 3주, 3개월, 6개월, 12개월, 2년까지는 계속 지속해야 한다는 것이 제 평생의 경험입니다.

통합의학적 치료는 환자의 병기와 상태를 고려한 환자분류법을 통해 체계화된 프로토콜이 제공되어야 합니다.

환자를 어떻게 평가하여 치료할 것인가에 대한 제 평생의 경험과 논문, 최신 연구를 종합하여 위험인자와 병기를 합한 '환자분류법'을 설정하였습니다. 이 환자분류법의 기본 개념은 융모상피암의 치료경험에서 나온 것입니다. 융모상피암은 60~70년대 자궁암보다 더 많이 발생하였는데, 전날 포상기태로 수술을 잘하고 다음날 아침 회진할 때만 하더라도 괜찮았어도 이튿날 코마상태[9]에 빠지기도 합니다. 보통 암의 병기를 말할 때 1기, 2기, 3기, 4기, 0기라고 하는데 포상기태는 0기에 해당합니다. 0기이지만 내일 아침에 사망할 수도 있는 것입니다. 분명 암이 아님에도 이렇게 된 이유는 같은 포상기태 환자일지라도 고위험군 환자가 있고 저위험군 환자가 있기 때문입니다.

제가 융모상피암의 이야기를 하는 이유는 다학제치료에 실패한 사람의 치료를 위해서는 그 개념이 없으면 안되기 때문이며, 이러한 환자들의 치료 경험은 다른 암환자를 치료하는데 커다란 밑거름이 되었습니다.

통합의학적 암치료를 위한 치료 계획을 어떻게 할 것인가를 위해서 암환자 분류를 철저하게 해야 된다고 생각합니다. 우리 병원에서 고안한 "환자분류법"에서는 환자의 그룹을 위험인자 기준으로 병기라든지, 얼마나 오래되었는가, 몇 번 치료에 실패했는가를 분석하여 A, B, C, D, E로 분류하고 셀레늄, 이뮤코텔, 비타민 C, 고용량 비타민 B 컴플렉스 등을 투여하고 있습니다.

특히 미네랄은 생명유지에 필수이기 때문에 모자라면 왕창 써야 된다고 봅니다. 암이 생겼다면 필수 미량원소 결핍증에 들어가 있기 때문에 얼마나 오랜 시간 동안 결핍상태에 있었는가 그리고 그것을 고치려면 어떻게 할것인가를 파악해서 "왕창 쓰는게 답"입니다. 그것이 하이도즈(High Dose)요법입니다.

---

9) 혼수상태(昏睡狀態)

환자분류(통합의학적 위험인자 기준)

환자분류		위험인자	치료내용	병용요법
그룹A	병기 I 이하 / 종양크기 2cm 이하 / 치료내성 없음	> 1	셀레늄 1000㎍/day	항암 방사선 고주파치료
그룹B	병기 I ~ II 이하 / 종양크기 2~3cm 이하 / 치료내성 X1	2 >	셀레늄 2000㎍/day	항암 방사선 고주파치료
그룹C	병기 II 이하 / 종양크기 5cm 이하 / 치료내성 X2	3 <	셀레늄 3000㎍/day	항암 방사선 고주파치료
그룹D	병기 III 이하	4 <	셀레늄 5000㎍/day	항암 방사선 고주파치료
그룹E	호스피스 대상		생존 가능성 8주 이하	

  그리고 임상적으로 위험인자가 필요한 이유는 고형암은 단순히 한 가지 방법만을 가지고는 안되고 말기암으로 진행된 경우에는 모든 것을 동원해서 암세포가 아주 힘도 못쓰게 예측 위주의 치료를 해야 하기 때문입니다.

  치료 후 평가도 중요합니다.
이것을 철저히 해주어야 하는데 환자들은 '왜 자꾸 귀찮게 하느냐'하면서 잘 안하려 합니다. 귀찮다고만 하지 말고 암환자 자신이 직접 암이 어떤 것인지 파악하고, 치료를 위해서 단단한 각오를 하고 최소 6개월까지는 집중적으로 치료해야 합니다. 또한 고형암이나 진행암의 경우 2년 정도까지는 지속적인 치료가 병행되어야 합니다.

통합의학적 암치료의 핵심은 대사질환으로 접근하는 것입니다.

고용량 셀레늄이나 비타민C는 치료 개념에 들어가며, 특히 고용량 셀레늄 치료는 단순하게 보완의학적인 치료 또는 대체의학적 개념에서 벗어나 이제는 단일치료 수준으로 발전하였습니다. 혁신적이고 통합적인 암치료법의 핵심물질이 셀레나제와 이뮤코텔이라는데에는 이유가 있습니다.

셀레늄은 항암제 내성으로 치료가 실패한 환자들에게 다학적 내성 암세포를 괴사시키고, 손상된 세포를 정상화시키며, 항암제로 인한 간독성과 신독성을 치료해주는 역할을 합니다. 특히 면역을 활성화시키는데 필요한 CD25의 의존형 효소로써 작용하는 등의 핵심적인 작용기전을 가지고 있습니다.

셀레늄은 인터루킨-2 수용체 활성화를 통해 면역반응을 활성화 한다.

인터루킨-2

CD25 Se

저친화성 인터루킨-2 수용체 ($K_D \sim 10^{-9}$ M)

고친화성 인터루킨-2 수용체 ($K_D \sim 10^{-11}$ M)

휴지상태 미접촉 T세포   활성화된 T세포

또한 암세포의 대사를 이용해서 암세포 내부의 글루타치온을 제거시켜 암세포의 사멸을 유도하기 위해서는 반드시 고단위이어야 합니다.

즉 셀레늄이 고용량 필요한 이유는 고용량일 때 단독으로 암세포를 괴사시키고 그 다음에 손상된 정상세포를 정상화시킴으로서 내성체계를 없애주기 때문입니다. 셀레늄의 1일 권장량은 한국 식약처에서는 200마이크로그램으로 되어 있지만, 이는 일반적으로 건강한 사람들을 대상으로 한 권고량입니다. 암치료를 위해서는 이보다 더 높은 고용량이 필요합니다.

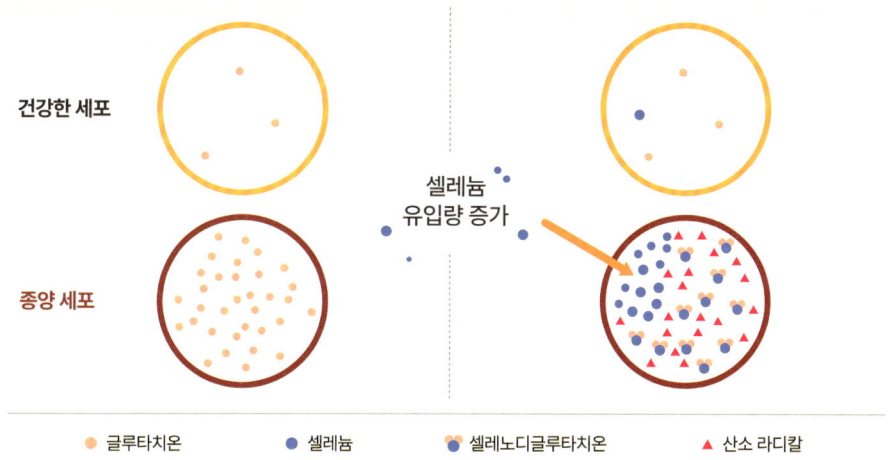

　면역관문억제치료가 주로 유전자 변이에 기반한 치료에 중점을 두고 있다면, 면역활성치료는 대사적 측면에서 빠르게 발전해 왔으며, 차세대 면역치료제로는 특히 이뮤코텔이 주목받고 있습니다. 이 치료법은 주로 면역체크포인트(PD-1, PD-L1 등)를 조절하여 암세포에 대한 면역 반응을 활성화하는 방식으로 작용합니다.

　그밖에 광역학 빛치료도 활용되고 있습니다.
광역학 빛치료는 다양한 형태의 광역을 활용한 치료 방법 중 하나로, 과거에는 650~700나노미터 사이의 빛을 이용하여 감각주사제를 투여하여 치료효과를 높이는 방식을 사용했다면 지금은 900~1200나노미터의 근적외선 빛을 활용하여 암을 치료하는 방법들이 연구 개발되고 있습니다.

3) 통합의학적 암치료가 답이다 [토크 콘서트 현장속으로]

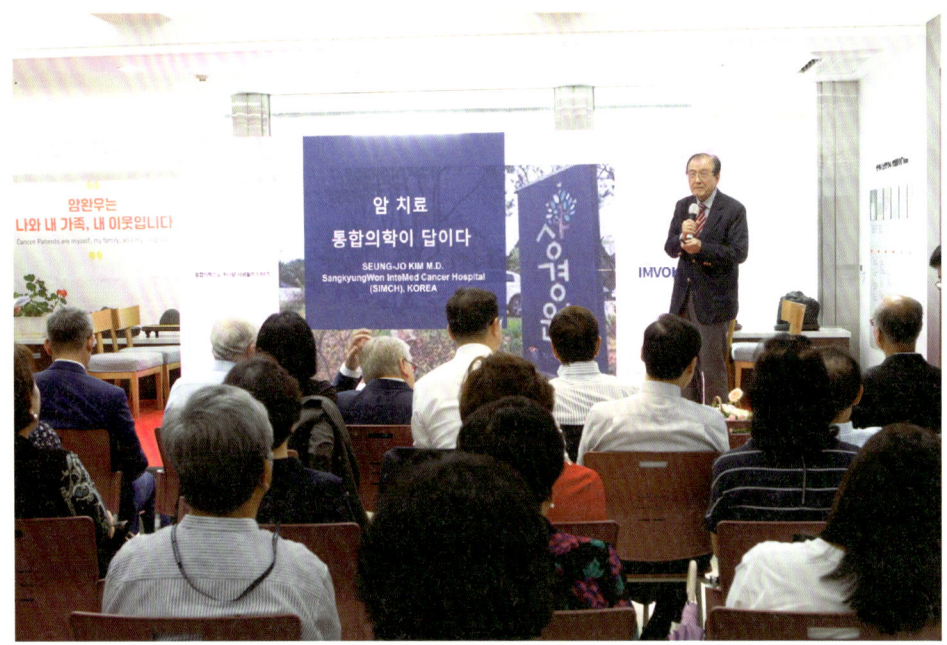

한국 통합의학의 발전

저는 1965년에 전문의가 되었고, 세부전문의[10]가 된 것은 1970년대입니다. 독립 한국의학이 발전된 역사를 정리해 보면 1950~60년대에는 미국 의학이 중심이었습니다. 미국에서 공부한 의사들이 귀국해서 학생들을 가르치고 그 학생들이 다시 교수가 되던 그런 시기입니다. 그 첫 번째가 저였습니다.

제가 교수로서 첫 번째 강의를 했던 시기가 1970년대 초입니다. 그때부터 저는 세부전문의를 해야겠다는 생각을 가졌습니다. 그전까지는 산부인과, 외과, 소아과 이렇게 구분되었지만, 1972년 미국에서 귀국한 후 독립 한국의학을 시작해야 되겠다고 생각했어요. 그래서 교과서도 만들게 되었고, 제가 대한민국에서 암 세부전문의를 처음했죠.

그때 당시에 자궁암보다 더 많은 것이 태반암[11]이었습니다. 태반암의 전신이 포상

---

10) 전문과목의 전문의 자격을 취득한 후, 전문과목학회 또는 세부전문학회가 정한 규정에 따라 세분화된 전문분야의 전문가로 인정된 전문의

11) 융모막에 생긴 악성 종양으로 영양배엽이 비정상적으로 증식해 융모조직이 자궁 내 잔류해 질환을 유발하는 것으로 발

기태[12]예요. 왜 이런 말씀을 드리는가 하면 암의 본질이 혈액암과 고형암, 고형암 중에도 태반암에 있고 그 본질에 따라서 치료법이 달라져야 하기 때문입니다.

항암제 치료의 한계는 생물의학적 제제로 극복할 수 있었다.
항암제가 처음 나왔을 당시만 하더라도 '항암제로 암을 고칠 수 있다' 하고 크게 기대했어요. 초기에는 효과도 좋았죠. 하지만 하거 박사의 말처럼 1980년대부터 항암제 내성이 나타나면서 한계에 부딪치게 됩니다. 그래서 1990년대부터는 대체의학이 나온 시대입니다. 제가 1990년에 가톨릭성모병원에 있을 때 미슬토를 독일에서 수입했어요. 직접 독일 미슬토 생산 공장도 방문하고 토론도 하면서 미슬토가 면역요법으로는 1세대라고 생각합니다. 지금도 비특이적인(Non-specific) 면역요법으로는 기본이 되지 않습니까? 요즘에는 이뮤코텔이 차세대 면역요법으로 발전했습니다.

1996년에 미국의 NIH(미국 국립보건원)에 대체의학 섹션이 생기는 것을 보고 한국에서도 미국과 독일에서 전문가를 초빙하여 최초로 대체의학 국제 세미나를 진행하였습니다.

이후 2000년 2월 28일에 가톨릭성모병원에서 1차 은퇴를 하고 2000년 3월 1일부터 차병원에서 대체의학을 시작하였습니다. 당시 차광렬 회장이 대체의학에 관심이 많아 대체의학 대학원까지 만들 정도였기 때문입니다. 그곳의 대체의학 대학원 코스를 거치면서 본격적으로 미슬토를 도입하였고, 고주파 온열요법 기계도 국내에 처음 들여오고 이 후 한독생의학학회 최옥병 교수가 독일의 올쏘몰레큘러 테라피(Orthomolecular Therapy, 분자교정의학) 개념을 국내에 소개하는 것을 보고, 그때부터 비타민 C와 셀레늄을 고용량으로 사용하기 시작했습니다.

이렇게 한국의 통합의학이라는 것은 대체 또는 보완요법에서 시작해서 20여년이 지난 2020년부터는 완전히 정립된 것으로 보입니다. 의학적으로 한국의 통합의학이 정립된 데 크게 기여한 곳이 오늘 와서 보니 독일의 하거 박사와 한독생의학학회였습니다.

생 원인은 아직 완전하게 밝혀지지 않음
12) 태반의 영양막 세포가 비정상적으로 증식하는 질환

이제는 한국적인 통합의학의 정체성을 확립해야 한다고 생각합니다.
왜냐하면 통합의학의 기본 컨셉은 있지만 문화가 다르고 또 여러 가지 보험 체계도 다르기 때문입니다. 그런 의미에서 오늘 이런 토크 콘서트가 중요한 행사라고 생각합니다. 일제강점기와 6·25전쟁을 겪으면서 우리 의학이 세계 최고 수준으로 인정받지 않았습니까? 마찬가지로 이런 토크 콘서트를 계기로 한국적 통합의학의 정체성이 정립되는데 크게 기여할 것으로 생각합니다.

통합의학적 암치료는 예방적, 예측적 치료를 가능하게 합니다.
1970년대부터 시작해서 2000년대 들어와서 통합의학적 치료를 본격적으로 하면서도 느끼는 한계가 늘 아쉬웠습니다. 현대의학적인 치료로 수술, 방사선, 항암화학요법 그 이후 표적 치료, 면역 활성화 등 모든 걸 동원해도 여전히 말기암과 전이된 암에 의해 한계에 부딪치고, '호스피스에 가시오.' 라고 환자와 가족들에게 말할 수 밖에 없는 상황이 왔을 때 치료하는 의사로서 굉장히 괴로운 심정이 듭니다.

그런데 그동안 통합의학을 적용해 보니 고주파치료부터 비타민 C, 특히 고용량의 셀레늄 치료 등의 통합의학적인 치료를 철저히 받은 사람들은 비록 호스피스를 가야 된다는 선고를 받더라도 한 70% 좋아지는 것을 경험하였습니다.

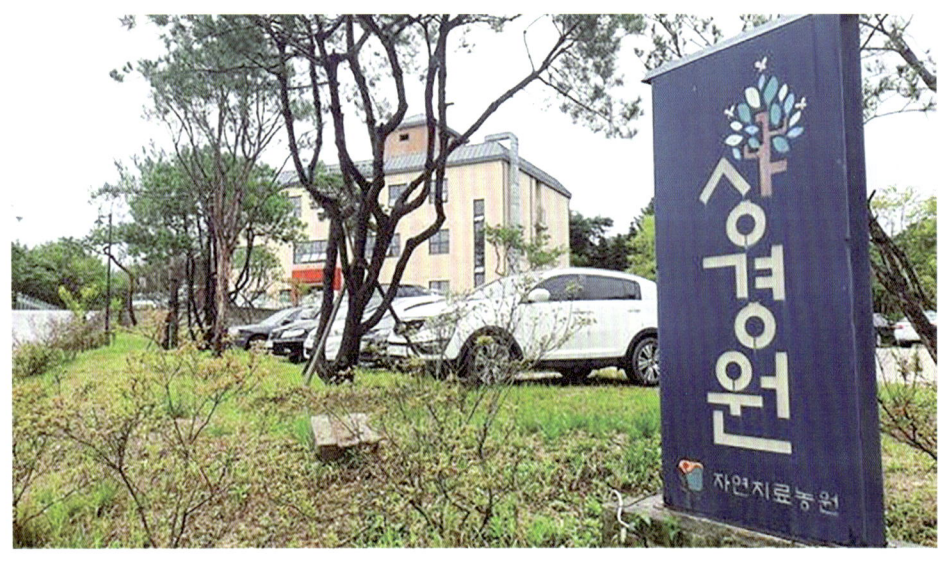

상경원 인터메드요양병원을 개설한지 3년 넘었습니다. 저희 병원 통계를 보면 '무진행 생존률(Progression Free Survival)'[13]이 2년 동안 18%정도 되었습니다. 상당히 좋은 결과입니다. 이러한 것을 현대의학적 의료시스템에서 받아들인다면 '좋은 한국적 통합의학 정립에 도움이 되지 않겠나'라는 생각을 합니다.

현대의학적 치료는 암을 유전자 질환으로 정의하고 DNA 변이로 병의 원인을 파악해서 병소에 있는 암만 치료하는 국소적인 치료시스템으로 '예방치료'나 '예측치료'는 할 수 없는 시스템입니다. 그러나 통합의학적인 치료는 포괄적이고 환자중심의 치료입니다. 정상세포는 정상으로 유지하면서 암세포만 죽이고 또 재발이나 전이를 미리 예방할 수 있는 치료이기 때문에 탁월한 효과를 얻을 수 있다고 생각합니다.

통합의학적 암치료의 핵심은 암의 본질이 무엇인지 아는 것입니다.
암의 본질은 무엇일까?
환자들에게 '당신이 가지고 있는 암이 뭐냐?', '정체를 아느냐?'고 물어보면 대부분은 잘 모릅니다. 본인이 앓고 있는 병의 본질을 알아야 그 다음 대책을 세울 수 있는데 '암의 본질이 뭐냐?'라는 것에 대해서 대답하기 어려워 합니다.

제가 볼 때 현대의학에서 간과하고 있는 것이 "미토콘드리아"입니다.
암의 본질은 핵의 DNA 유전자 변이(Mutation) 뿐만 아니라 미토콘드리아 DNA의 변이가 같이 있다는 것입니다. 100~150년 전 오토 바르부르크(Otto Warburg) 박사는 암세포와 정상세포의 차이에 대해서 미토콘드리아의 성숙도에 달려있다고 발표하였습니다. 즉, 암세포는 당 대사가 무너져있어 정상세포는 ATP 에너지를 한 36 정도 낸다면 암세포는 겨우 2정도를 생산합니다. 그렇기 때문에 미토콘드리아를 빼고 염색체 유전자 주위에 변이(DNA Mutation)만 가지고 얘기하면 반쪽짜리가 되는 것인데 현대의학적 국소치료방법이 이러한 형태라고 할 수 있습니다. 수술, 심지어 표적치료도 본질을 유전자 변이에 두기 때문에 그렇습니다.

---

13) 질병 치료 중 그리고 환자가 질병이 있지만 악화되지 않은 시간. 임상시험에서 무진행 생존율을 측정하는 것은 새로운 치료법이 얼마나 효과가 있는지 알아보는 방법이다. PFS 라고도 한다.

통합의학은 대사론적인 특히 미토콘드리아 DNA 변이를 이야기하고 있고 이것은 국소적인 치료뿐만 아니라 전체적으로(Holistic) 전신을 치료하기 때문에 완전한 치료가 된다고 볼 수 있습니다.

암환자의 영양결핍과 영적결핍을 치료해야 합니다.

암환자들에게는 결핍(Deficiency)이 많습니다. 기본적으로 미량영양소 결핍증(Micronutrient Deficiency)을 겪고 있고 동시에 영적 결핍증(Spiritual Deficiency)을 가지고 있습니다. 이걸 빼놓고는 환자를 치료할 수 없습니다.

영양결핍과 영적결핍 해소의 중요성은 임상에서 많이 경험합니다. 초기 암이고 수술을 철저히 하고 예방적으로 항암화학요법도 다 했는데, 6개월도 못 가서 재발되는 사람들이 있습니다. 마냥 불안해하며 '이제 난 죽었어. 죽었어.' 하는 사람은 절대 물리적 치료만 가지고는 고칠 수 없습니다. 이런 환자들의 영적 결핍증(Spiritual Deficiency), 영혼 실조증을 같이 고쳐줘야 합니다.

통합의학적 치료는 이런 것을 모두 포함하기 때문에 완전한 전인적인 치료가 되는 것입니다.

암은 본질에 따라 치료방법이 달라져야 합니다.

암의 본질에 따라 암의 형태는 달라집니다. 암은 혈액암과 고형암으로 나눌 수 있습니다. 고형암은 대부분 수술을 하고 있지만 고형암 중에도 특이한 것이 있습니다. 1960~70년대 우리나라 여성 사망률을 높게 했던 암이 융모상피암[14]입니다. 융모상피암은 형태가 단순하고 조직검사에서도 양성이 나온다고 수술을 먼저 시행하면 환자는 사망합니다. 정확하게 파악하여 수술이 아닌 항암화학요법으로 먼저 치료를 시작해야 합니다.

---

14) 악성 임신융모질환 중 하나이며, 원인은 융모 세포의 유전자 변이에 의한 것으로 알려져 있다.

통합의학적 암치료는 병기와 위험인자, 치료의 완치 또는 실패의 경험을 종합해서 치료를 제공합니다.

무엇을 가지고 진단을 해야 하는가? 1기, 2기, 3기 등의 임상 병기와 고위험 인자들을 같이 넣어서 분류해 줘야 합니다. 이것을 기초로 평가해서 수술해야 소기의 목적을 달성할 수 있습니다. 암치료에 들어가기 전에 암의 성격과 위험인자에 대한 평가를 철저히 해야 한다는 이야기입니다.

저는 평생 이런 개념에서 환자를 진료해왔고 그 경험을 토대로 상경원 인터메드요양병원을 개원하면서 이것부터 정립했습니다. 이것이 상경원 암요양병원의 환자 치료 분류법입니다. 병기가 어떻게 되고 암의 크기가 얼마나 되는가는 매우 중요합니다. 또 암치료의 경험이 있는가? 암치료에 몇 번 실패를 했는가? 등도 매우 중요합니다.

그런 것을 위험인자별로 분류해야 합니다.

환자분류(통합의학적 위험인자 기준)

환자분류		위험인자	치료내용	병용요법
그룹A	병기 I 이하 종양크기 2cm 이하 / 치료내성 없음	〉1	셀레늄 1000μg/day	항암 방사선 고주파치료
그룹B	병기 I ~ II 이하 종양크기 2~3cm 이하 / 치료내성 X1	2 〉	셀레늄 2000μg/day	항암 방사선 고주파치료
그룹C	병기 II 이하 종양크기 5cm 이하 / 치료내성 X2	3 〈	셀레늄 3000μg/day	항암 방사선 고주파치료
그룹D	병기 III 이하	4 〈	셀레늄 5000μg/day	항암 방사선 고주파치료
그룹E	호스피스 대상		생존 가능성 8주 이하	

통합의학의 강력한 무기는 이러한 치료 개념입니다.

고용량 셀레늄 치료와 이뮤코텔, 생물의학적 항암제 등도 통합의학의 치료개념에 포함됩니다. 이러한 치료 개념들을 통해 다양한 방면에서 암치료에 접근하면 최적의 결과를 얻을 수 있습니다. 고용량에 대한 얘기를 조금 더 자세하게 하면, 우리 병원에는 E 그룹(호스피스 대상)이 90% 이상 입원해 계십니다. '호스피스 가라'고 진단받은 분들을 우리 병원에서는 제일 환영합니다. 그 이유는 이분들은 절실하기 때문에 우리의 치료 계획을 잘 따라옵니다. 그런데 암 초기 단계에 있는 사람은 '보험이 됩니까?, 안됩니까?' 그런 것부터 따지고 치료 계획을 따르지 않기 때문에, 치료가 어렵고 좋은 결과를 얻기가 힘듭니다.

고용량 셀레늄 치료는 전이/재발암, 말기암 환자에게 적용됩니다.

고용량 셀레늄은 통합의학에서 중요한 치료 무기라고 보기 때문에, 이것만 떼어서 말씀드리겠습니다. 과거에 미량 무기질, 영양, 미세 원소에 대해 연구하며 항암제나 항암제로 인한 체중 감소 등에 필요한 것을 조사하던 중, 셀레늄이 특이한 요소로 보였습니다. 그래서 2010년도부터 도쿄, 중국, 소련 등을 다녀오면서 적극적으로 연구를 진행했습니다.

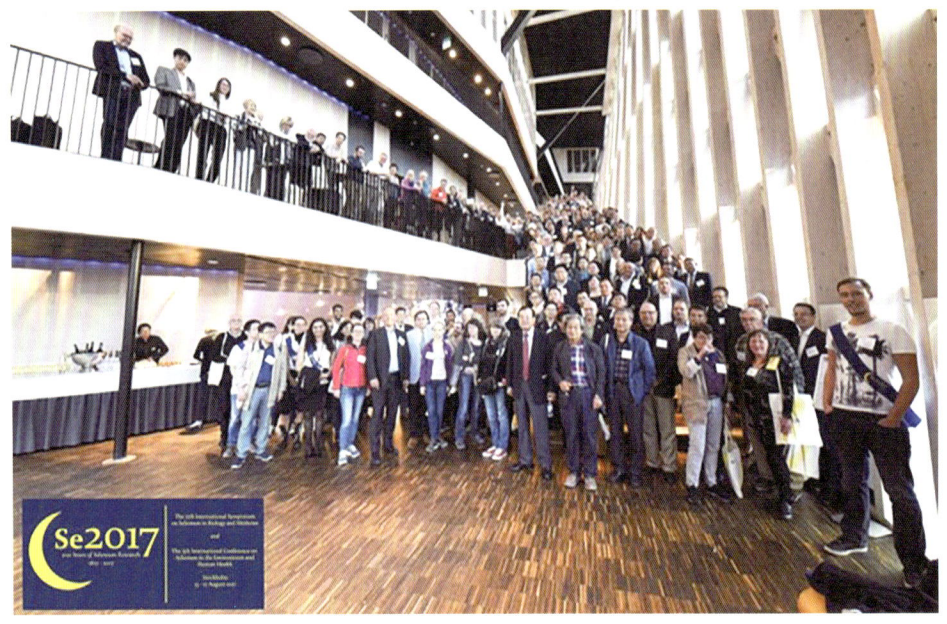

2017년 스웨덴의 카롤린스카 의과대학에서 열린 셀레늄 연구 심포지엄

그리고 2017년도에는 카롤린스카에 가서 마이클 뵈른스테트(Mikael Bjornstedt) 교수가 발표한 세카르 스터디(SECAR Study)를 보고 '아! 이거다' 싶었습니다. 세카르 스터디에서는 1상 임상(Phase 1 study)을 했는데 우리 병원에서는 2상 임상(Phase 2)으로 각색해서 쓰고 있습니다.

셀레늄은 저용량 일 때에는 항산화 작용을 하지만, 고용량일 때는 산화적 스트레스(Oxidative Stress)를 제거하고 암세포를 직접 사멸시킵니다. 암세포들은 정상세포에 비해서 항산화 물질인 글루타치온을 10배 이상 가지고 있습니다. 여기에 셀레늄을 고용량 투여하게 되면 암세포 내부에 축적되어 있는 글루타치온은 셀레늄과 결합하여 셀레노디글루타치온(Selenodiglutathione)으로 되어 암세포를 사멸시키게 됩니다.

이분은 우리 병원의 폐암 환자분입니다.

폐암으로 진단받으시고 지난 3년간 우리 병원에서 통합암치료를 병행하셨습니다. 진단 직후부터 고요량의 셀레늄(셀레나제) 치료를 시작하였습니다. 처음에는 2000 ㎍으로 시작하여 3000㎍으로 용량을 증가시켜 치료하였습니다.

폐암환자 임상 사례

	2021.05.20	2021.06	2022.02	2022.05	2023.06
환자 치료 과정		CEA 20.4ng /ml(<3.0)	CEA 1.79ng /ml	Alk : pRmt 1512↑ (30~120m/c)	
		Cypra 21-1 4.45ng /ml(≤3.0ng)	Cypra 21-1 3.35ng /ml	Cypra 21-1 47.6 (≤3.3ng/c)	Cypra 21-1 1.4 (3.2ng/ml)
		SE 118.78㎍/L			SE 187.9㎍/L
	CHA.Hosp		SAMSUNG Hosp		SAMSUNG Hosp
Se.Tx (상경원)	SE 1000㎍ X3 / wk + ONCO	SE 2000㎍ X3 / wk	SE 3000㎍ X3 / wk	SE 3000㎍ X3 / wk	SE 2000㎍ X2 / wk
	IM, TX	IM, TX	IM, TX	IM, TX	IM, TX
CT/MRI	2021.05.20			2022.05.22	2023.05.23

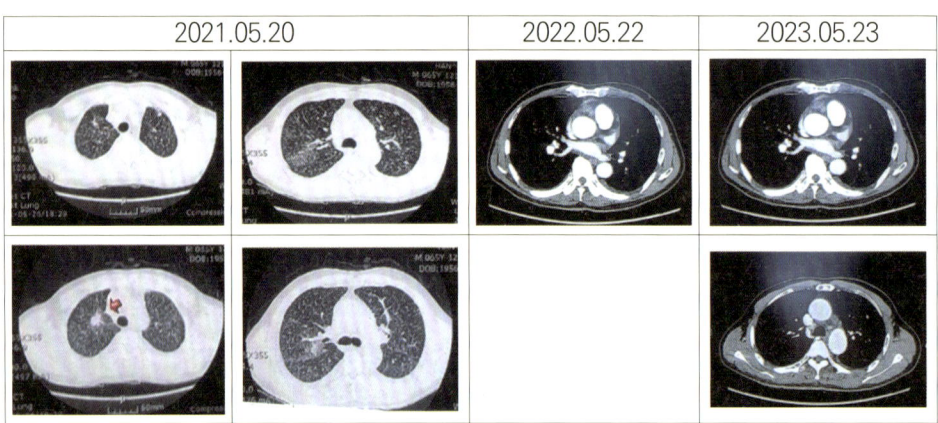

| 2021.05.20 | 2022.05.22 | 2023.05.23 |

2021년 5월 폐암으로 진단 받을 당시 CYFRA21-1[15]가 4.45ng/ml이었는데 점차

---

15) 폐암 관련 질환의 종양표지자

줄어들었고, 고용량 셀레늄을 일주일에 3번, 고주파치료와 또 표적치료를 병행한 결과 암세포의 사이즈가 5cm에서 1.5 cm로 줄었습니다. 향후 생존자 클리닉에 넣어서 어떤 치료를 할 것인가에 대해 추가적인 검사를 진행하며 치료하려 합니다.

통합의학적 암치료의 주체는 의사나 의료기관, 보험회사가 아닌 암환자가 되어야 합니다.

암이라고 일단 진단받으면 통합의학적인 치료에 들어가야 됩니다.
왜냐하면 예방 치료 및 재발 방지를 고려해야 하기 때문이며, 암의 본질이 암의 핵이나 염색체 변이에만 있지 않고 미토콘드리아 DNA 변이도 있기 때문에 통합의학을 통하여 대사를 주관하는 기관의 병을 같이 고쳐야 합니다.
이렇게 하다 보니 암을 주관하는 마지막 최종 주치의는 '환자'가 되어야 하는 것입니다. 통합의학을 하면서 절실히 느끼는 부분이기도 합니다. 물론 환자들도 고민이죠. 치료가 너무 세분화되어 있기 때문에 주치의가 너무 많아요. 그렇지만 정신 차려서 암의 본질을 알고 제대로 하려면 환자가 주체가 되어야 합니다.

통합의학은 많은 암환자들에게 희망을 주고 있습니다.
특히 '호스피스 가시오. 이젠 치료할 게 없습니다.' 이런 환자라 할지라도 통합의학적인 치료를 받고 호스피스를 가면 생명 연장이 되는 경우도 있고, 그렇지 못한다고 하더라도 삶의 질 개선에 많은 도움을 줄 수 있습니다. 감사합니다.

■ 질의 & 응답

(진행자)

감사합니다. 교수님 셀레늄이 그렇게 암환자에게 효과가 있는 거예요?

(김승조 박사)

셀레늄의 효과 중 제일 중요한 것은 항암제의 내성을 방지하는 것입니다. 암세포가 보기에는 영리하지만 맹점이 있어요.
항암화학요법을 하기 두 시간 전에 고용량의 셀레늄을 주면 셀레늄도 암세포 입장에서는 좋은 항산화제니까 많이 먹어요. 하지만 암세포는 글루타치온을 정상세포보다 10배 이상 가지고 있기 때문에, 셀레늄을 왕창 먹으니까 암세포 내부에서 셀레늄과 글루타치온이 결합하여 셀레노디글루타치온이 만들어져 결국 암세포가 자살로 들어갑니다. 그것이 핵심입니다.
그리고 셀레늄은 셀레노프로테인(Selenoprotein)이라고 스물다섯 가지의 효소 작용이 있습니다. 예를 들어서 셀레늄을 고용량을 쓰면 갑상선 항진 환자가 정상화됩니다. 갑상선 저하 환자도 정상화됩니다. 그 밖에 작용기전도 아직 안 알려져 있는 게 반 이상이에요.

이달 말에 카이스트에서 『한국 셀레늄 연구회』 주최로 세계 학회가 개최됩니다. 제 경험도 거기서 발표될 것입니다.

(진행자)

통합의학을 선택하려면 '환자가 주체가 돼야 한다.' 는 말씀을 주신거죠?

(김승조 박사)

그렇죠. 왜냐하면 환자가 넘어야 할 고비가 많아요.
치료도 그렇고 비용도 그렇죠, 또 고단위 셀레늄 쓴다고 하면 대학병원의 주치의가 환자에게 쓰지 말라고 합니다.

왜냐하면 통합의학을 모르니까 셀레늄을 잘못 쓰면 자기 치료에 역효과가 난다고 생각해요. 그러나 우리 경험으로 서로 상승 작용한다는 게 증명이 돼 있습니다. 감사합니다.

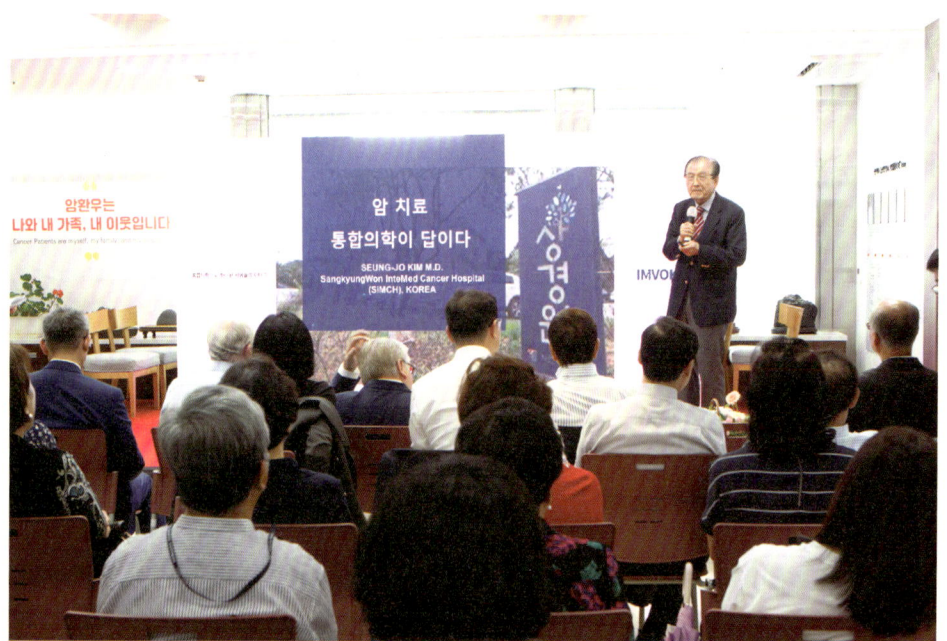

SCAN ME!

본 내용은 2023 임보크 희망 토크 콘서트 내용을 편집한 것입니다.
자세한 사항은 임보크 유튜브 또는 QR코드로 확인가능합니다.

Dr.Hager 기념병원 박성주[16] 진료원장 이야기

1) 혁신적이고 통합적인 암치료의 핵심, 고용량 아셀렌산나트륨과 이뮤노시아닌

 암치료는 언제부터 하는 것이 가장 좋은가라는 화두에 대해 '빠르면 빠를수록 좋다. 가장 좋은 것은 진단받자마자 시작해야 한다'고 생각합니다.

많은 암환자들이 진단받고 정신없이 수술, 항암, 방사선치료를 진행하다 보면 정말 치료를 받아야 하는 중요한 시기를 놓치는 경우를 많이 봅니다. 이러한 환자들에게 통합의학적인 치료를 병행해서 집중 치료를 받게 하면, 부작용과 합병증, 후유증에서 벗어날 수 있을뿐더러 치료의 효과를 상승시킬 수 있습니다. 또한 암세포는 다양한 면역 회피 기능을 가지고 있기 때문에 근본적으로 암세포의 면역 회피를 제거할 수 있는 기능을 강화하는 것이 가장 중요합니다.

암세포의 면역 회피

암을 치료하기 위한 방법 중에서 면역기능을 회복시켜 암세포를 사멸하는 것이 부작용 없이 가장 효과적인 방법임을 우리는 알고 있습니다. 하지만 암세포는 면역세포를 피하기 위해 다양한 면역 회피 기능을 발현해 놓고 면역세포의 공격을 피하기 때문에 많은 어려움을 겪고 있습니다. 암세포의 면역회피에는 어떤 것들이 있을까요?

---

[16] 한양대 BS / 카이스트 MS / BICOL CHRISTIAN COLLEGE OF MEDICINE, M.D. /에덴요양병원 천연치료 과장 / 감인의료재단 청라백세요양병원 원장 / 미국 PACIFIC HEALTH EDUCATION CENTER 연수 / 독일 하비히츠발트 클리닉 암재활병원 연수 / Dr.Hager 기념병원 비오메드요양병원 진료원장

● PD-L1

PD-1은 활성화된 T 세포의 표면에 존재하는 단백질로, 암세포 표면의 PD-L1이 T 세포 표면에 있는 PD-1과 결합하게 되면 T 세포는 암세포를 공격하지 못합니다. 즉 암세포는 PD-L1이라는 단백질을 발현시켜 T세포와 결합함으로써 T세포의 공격을 피하게 됩니다.

이렇게 T 세포의 PD-1 수용체에 먼저 결합하여 PD-1과 PD-L1의 결합을 차단하는 면역관문억제제가 2018년 노벨상을 수상하였습니다. 그러나 아직까지 성공률이 20~30% 정도밖에 되지 않고 제어기능이 망가진 T세포가 아군도 공격하기 때문에 자가면역질환 등의 부작용이 발생되는 한계를 가지고 있습니다.

● HLA-G(Human Leukocyte Antigen-G, 인간 백혈구 항원-G)

HLA-G는 태반에서 발견되고 정상세포에서는 거의 발현되지 않는 항원으로 태아를 엄마의 면역세포로부터 보호하기 위해 태반 세포가 발현하는 항원인데, 이것을 암줄기세포가 모방하여 단백질을 발현함으로써 면역 회피 기능을 얻게 되는 것입니다.

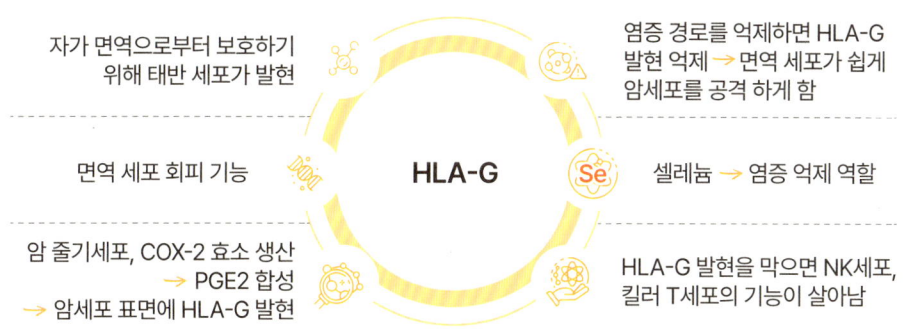

HLA-G의 발현을 억제하기 위해서는 염증 경로를 차단하면 된다는 것이 입증되었습니다. 즉 염증을 억제하여 HLA-G가 억제되면 NK세포나 T 세포의 기능이 살아나서 암세포를 쉽게 공격할 수 있게 됩니다.

암세포의 면역회피 기능을 제어하기 위한 관점이 변화되어야 합니다.

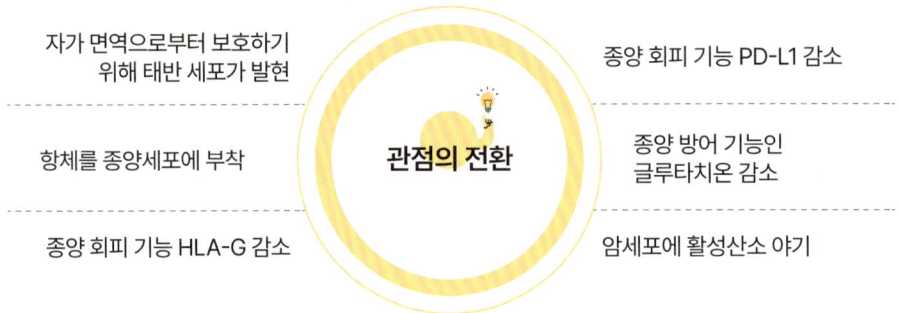

　암세포의 면역 회피 기능을 억제하기 위해서는 관점의 변화가 필요합니다. 면역관문억제제의 항체가 T세포의 PD-1에 결합되어 문제가 발생된다면 항체를 PD-1이 아닌 암세포의 PD-L1에 결합시킨다면 이러한 문제가 사라지지 않을까요? 암세포에 항체가 붙게 되면 정상세포는 손상을 받지 않기 때문에 부작용 없이 항원-항체 반응에 의해 암세포만 사멸할 수 있습니다. 이러한 역할을 해주는 것이 바로 이뮤노시아닌입니다.

　또한 셀레늄은 염증을 억제하여 암세포가 HLA-G를 발현하는 것을 차단하고 최근에는 PD-L1을 직접 감소시킨다는 기전이 발표되기도 하였습니다. 특히 고용량의 셀레늄은 암세포에 축적되어 있는 글루타치온의 함량을 떨어뜨려 항산화 기능을 저하시키고 활성산소를 유발해 암세포를 사멸시킵니다.

● 이뮤노시아닌: 종양특이적 항원-항체 반응

이뮤노시아닌의 표면에는 TF 항원(Thomsen-Friedenreich antigen)이 존재합니다. 그래서 이뮤노시아닌을 투여하게 되면 TF 항원에 대한 항체가 생성되는데, TF 항원은 많은 문헌에서 방광암뿐만 아니라 간암, 폐암, 유방암, 난소암, 갑상샘암, 위암, 대장암, 췌장암, 전립선암 및 흑색종 등의 암세포 내에도 존재한다는 것이 확인 되었습니다.

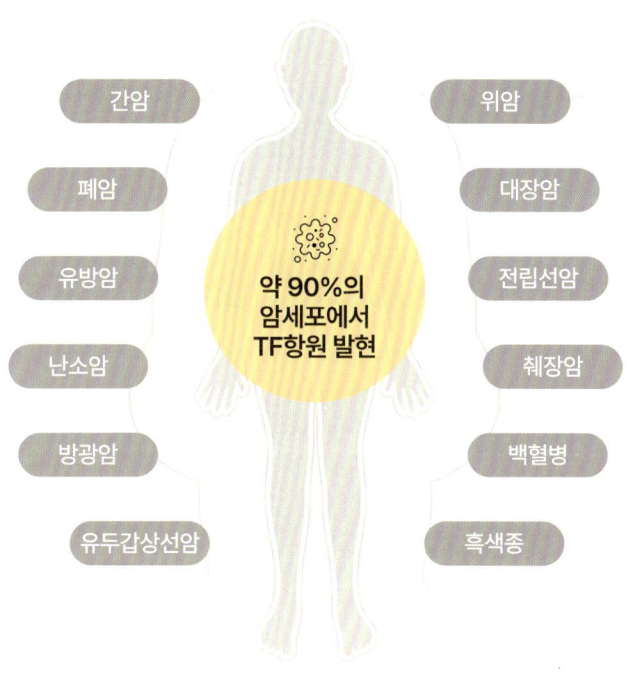

TF 항원이 확인된 암

실제적으로 우리 병원에서 이뮤노시아닌을 투여받고 있는 환자들에게서 항원에 대한 항체가 생성되는 것을 확인하였고, 암의 진행 및 컨디션에 따라 항체 생성의 개인차가 있음을 확인하였습니다.

● **고용량의 아셀렌산나트륨 : 암세포에 선택적 축적**

아셀렌산나트륨(셀레나제)을 고용량으로 투여하면 암세포 내부에 선택적으로 10~13배 이상 셀레늄이 유입되어 암세포의 사멸을 일으킵니다.

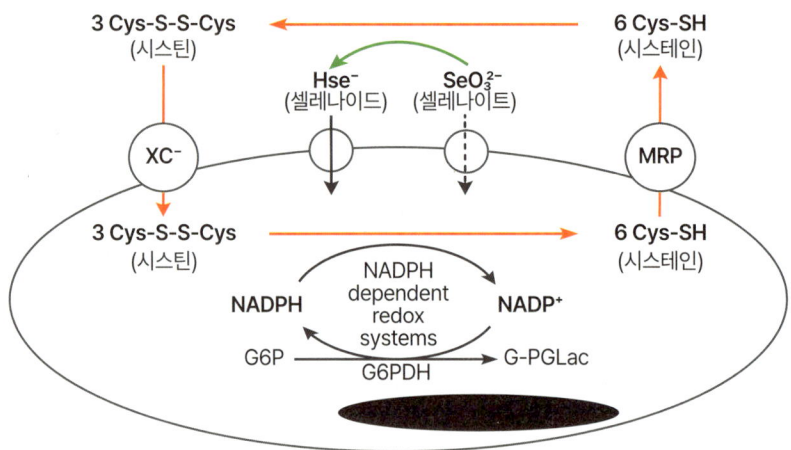

암세포는 높은 항산화력(글루타치온)을 갖기 위해 시스테인을 시스틴으로 산화시키는 기전을 가지고 있고 진행된 암일수록 이러한 기전(MRP[17], XC-[18])은 많이 발현되어 있습니다. 다행인 것은 이 과정에서 분자량이 큰 아셀렌산나트륨은 분자량이 작은 셀레나이드로 환원되면서 셀레늄도 암세포 내부로 더 많이 축적되게 된다는 것입니다.

암세포에 선택적으로 많이 축적된 아셀렌산나트륨은 암세포 내부의 글루타치온 분자를 2개씩 묶어서 암세포의 항산화력을 낮추고 암세포 내의 글루타치온과 셀레늄이 결합하여 생성된 셀레노디글루타치온(SDG, selenodiglutathione)은 활성산소를 만들어 암세포를 사멸시킵니다.

이러한 과정은 고용량의 아셀렌산나트륨을 투여했을 경우에만 가능합니다.

---

17) 다약제 내성단백
18) 시스틴 글루타메이트 수용체

암치료에 있어서 고용량 아셀렌산나트륨과 이뮤노시아닌은 면역항암제로 진화하는 중입니다.

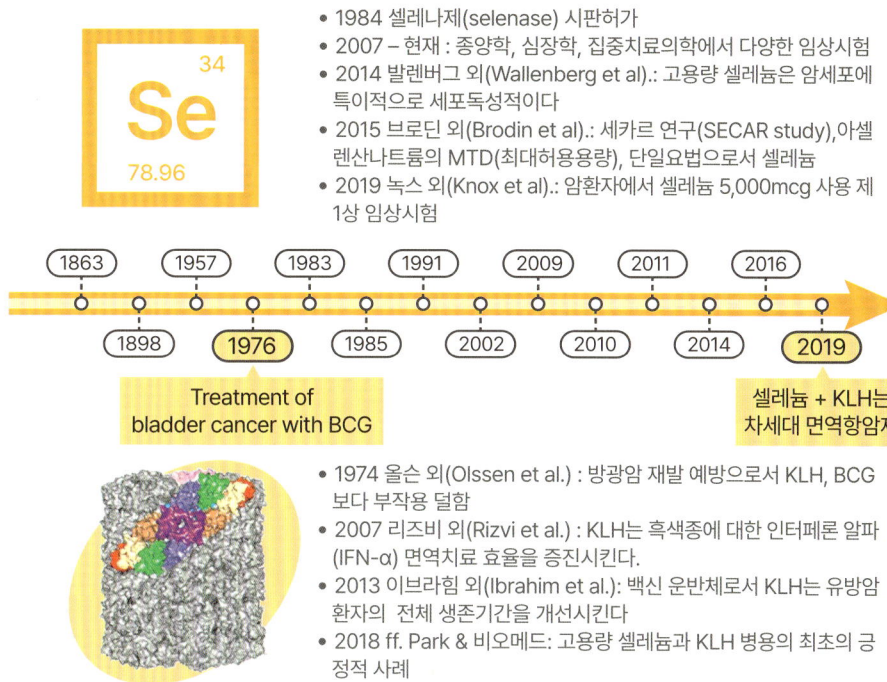

Adapted and expanded from Abbas, A.K., Lichtman, A.H., Pillai, S.: Basic Immunology – Functions and Disorders of the Immune System. 6th ed. Elsevier, Philadelphia 2019.

대표적인 면역항암제인 이뮤코텔은 구멍삿갓조개의 혈액에서 추출한 헤모시아닌을 의약품 원료로 안전하게 분리하고 정제한 것으로, 주성분은 이뮤노시아닌입니다.

헤모시아닌은 1974년 방광암 재발 예방 효과가 입증되면서 면역항암제로 처음 발표되었습니다. 이후 흑색종에서 인터페론-α 등의 면역치료와 병행시 치료효과를 높여주고 유방암, 대장암 등에 암 백신으로 사용되어 암환자의 생존율 개선 효과 등이 보고되면서 면역치료제로서 활용이 늘어나고 있습니다.

또 다른 제제인 셀레나제는 1984년 시판된 후 종양학, 집중치료학, 심장학 분야에서 치료의 부작용을 줄이는 보조치료제로 사용되어 왔습니다. 2014년 스웨덴의 카롤린스카 의과대학에서 고용량 셀레늄을 단독요법으로 투여시 직접적인 항종양 효과에 관한 임상이 발표되고, 2019년 미국 스텐포드 의과대학에서 고용량의 셀레늄 임상실험을 진행하는 등 고용량 셀레늄은 보조치료제를 넘어서 암치료의 효과를 높일 수 있는 치료제로 진화하고 있습니다.

저는 임상현장에서 이뮤코텔과 고용량 셀레늄을 같이 투여했을 때 좋은 임상사례를 얻을 수 있었고 그것은 이뮤코텔과 고용량 셀레늄의 병행이 암 면역치료제로써 가능성이 있음을 보여주는 증거라고 생각합니다.

2) 통합의학적 암치료 빠르면 빠를수록 예후가 좋다[토크 콘서트 현장속으로]

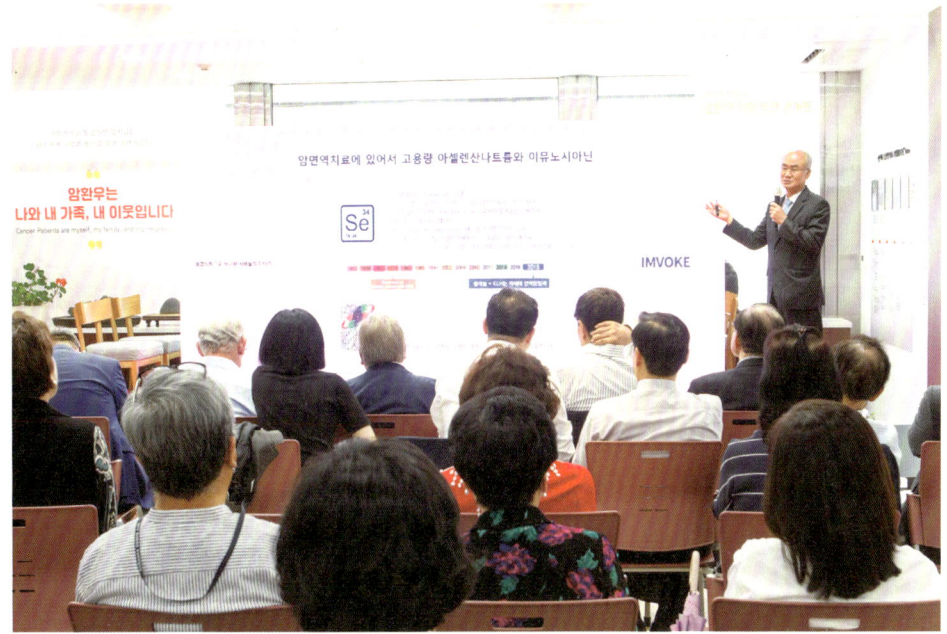

면역치료의 핵심물질은 아셀렌산나트륨과 이뮤노시아닌입니다.

오늘 주제는 '통합의학 치료는 빠르면 빠를수록 좋다'입니다.

면역은 암치료의 중심에 있어요. 그래서 결국은 암면역치료로 가야 된다 하는 게 결론입니다. 면역치료에 있어서 어떤 것을 써야 가장 좋을 것인가에 대해 제 나름대로의 경험에 의하면 첫 번째 아셀렌산나트륨(셀레나제)이 빠질 수 없는 가장 기초이고, 그 다음은 이뮤노시아닌(이뮤코텔)이 면역치료의 핵심이라고 생각합니다.

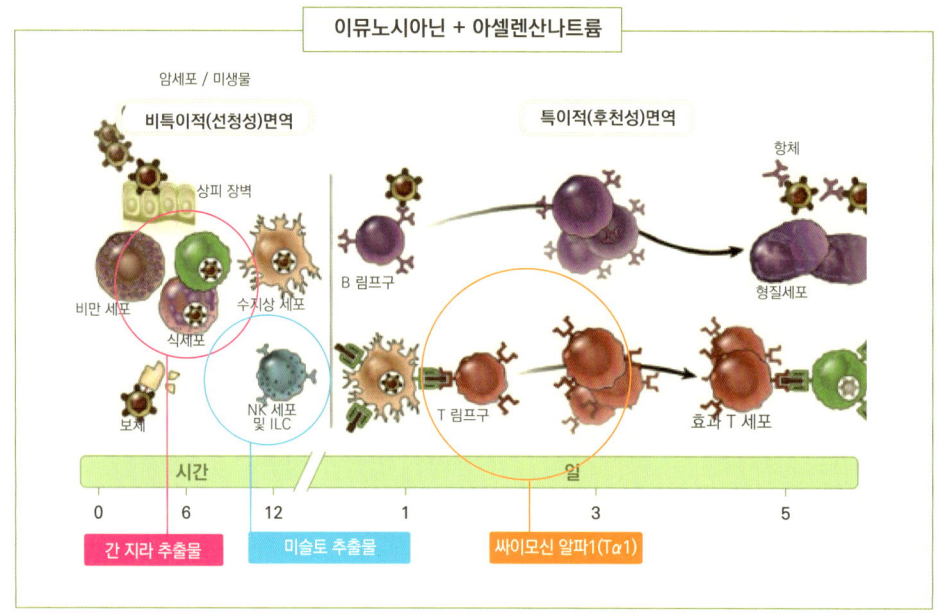

Abbas, A.K., Lichtman, A.H., Pillai, S.: Basic Immunology - Functions and Disorders of the Immune System. 6th ed. Elsevier, Philadelphia 2019.

  면역에 대해서 공부하면 막연히 면역을 올려야 된다고만 합니다. 그럼 어떤 치료가 면역을 올려 줄 것인가 생각을 할 수 있잖아요?

미슬토는 NK세포를 활성화시키고 간-지라 추출물은 식세포를 그리고 싸이모신 알파 1제제들은 흉선을 자극해서 T세포를 만들어주는데 작용합니다. 하지만 이뮤노시아닌과 아셀렌산나트륨을 같이 병합하게 되면 T 세포, B 세포 그리고 비특이적 NK 세포까지 모두 활성화시킬 수 있는 좋은 면역치료 재료가 된다는 것을 말씀 드리겠습니다.

오늘 화두는 제가 이렇게 던지겠습니다.

그렇게 좋은 면역치료를 해가지고 암을 극복했는가? 왜 어려운가?

우리는 일반적으로 암은 극복하기 어렵다고만 이야기합니다.

어떻게하면 암세포를 사멸할 수 있을까?

> 항암, 방사선을 하면 암세포를 사멸시킬 수 있다고 생각하고 있습니다.
> 실질적으로도 그럴까요? 죽는 것 같죠.
> 그러나 나중에 다시 재발하고 아주 어려운 문제가 많습니다.

면역치료를 하면 되지 않을까?

> 면역세포를 활성화시켜서 암을 치료하는데 어떻습니까?
> 암치료의 어려움을 극복하기 쉽지 않습니다.

암은 면역세포를 어떻게 피해나가는가?

> 저는 '암이 가지고 있는 회피기능을 극복해야 된다' 라고 생각하고 있습니다.
> 이것에 대해 ① 암세포에 대한 회피기능과 ② 면역에 대한 회피기능, 그리고
> ③ 항암제에 대한 회피기능이 있다고 생각합니다.
> 이러한 세가지 회피기능을 다시 회피하면 암을 극복할 수 있지 않겠는가라고 생각을
> 하고 치료하고 있습니다.

암세포는 어떤 면역회피기능을 가지고 있는가?

● PDL-1

PDL-1은 암세포가 가지고 있는 주먹입니다. 그래서 T 세포가 오면 암은 T 세포가 가지고 있는 브레이크에 맞는 주먹인 PDL-1을 딱 내미는 겁니다. 그러면 T 세포에 브레이크가 걸려 일을 할 수 없게 됩니다.

● TF 항원

TF 항원은 암세포가 가지고 있는 항원인데, 이 항원을 T 세포가 제대로 인지를 못하기 때문에 면역이 일을 할 수가 없게 됩니다. 그렇게 암세포는 면역을 회피하고 있는 것입니다.

● HLA-G

엄마가 아이를 갖게 되면 아이는 엄마에게 있어서 '타인(이물질)'이기 때문에 엄마의 면역세포가 공격을 할 수 있습니다. 이때 태반 세포는 아이를 보호하기 위해서 HLA-G라는 물질을 발현하여 '여기는 들어오지 마! 여기는 내 집이야'라고 표시를 합니다. 그래서 엄마의 면역계는 아기를 공격하지 않습니다. 이 태반 세포의 면역회피기능을 암세포가 모방해서 면역을 회피합니다.

● 항암제에 대한 회피

항암치료를 하면 할수록 암세포는 내부에 방어 기능을 하는 글루타치온을 더 많이 만들어 냅니다. 그래서 이길 수가 없어요.
이러한 회피 기능을 어떻게 하든지 낮춰줘야 하죠. 그것이 핵심입니다.

암세포의 면역 회피 기능의 특징
● 면역관문억제제의 원리

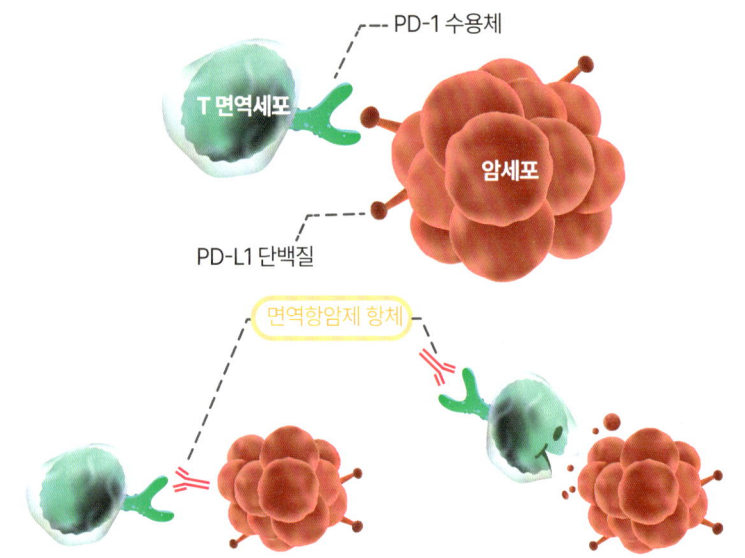

2018년에 키트루다, 옵디보 등의 면역관문억제제 개념은 노벨상을 받았습니다. 암세포는 T 세포의 브레이크를 망가뜨려 면역세포의 공격을 회피하는데 면역관문억제제는 '그 브레이크는 건드리면 안 돼'라고 하면서 암세포가 고장 낸 브레이크에다가 다시 브레이크를 얹어 놨습니다. 브레이크가 잘못 작동되지 않도록 말입니다. 이것이 키트루다, 옵디보의 작용기전입니다.

이렇게 되면 T 세포는 어떻게 될까요? 암세포가 내민 주먹이 기능을 할 수 있을까요? 할 수가 없기 때문에 T 세포가 마음껏 일을 하게 됩니다. 단, 문제는 좋은 차를 샀는데 브레이크가 고장 난 차를 산 거예요. 아무리 잘 달리면 뭐 해요? 멈출 때, 멈출 수 있어야 되는데 브레이크가 고장났기 때문에 그냥 막 달리는 겁니다. 암세포를 공격하면 암세포는 잘 죽겠지만 정상세포를 만났을 때는 서야 되는데 브레이크 기능이 망가져서 설 수가 없어서 정상세포도 공격하게 됩니다. 그래서 자가면역질환 등이 생길 위험이 상당히 높고 성공률도 20~30% 정도 밖에 되지 않습니다. 이것이 현재 면역문억제제의 한계입니다.

● TF 항원은 무엇인가?

두 번째 면역 회피 기전은 TF 항원입니다.

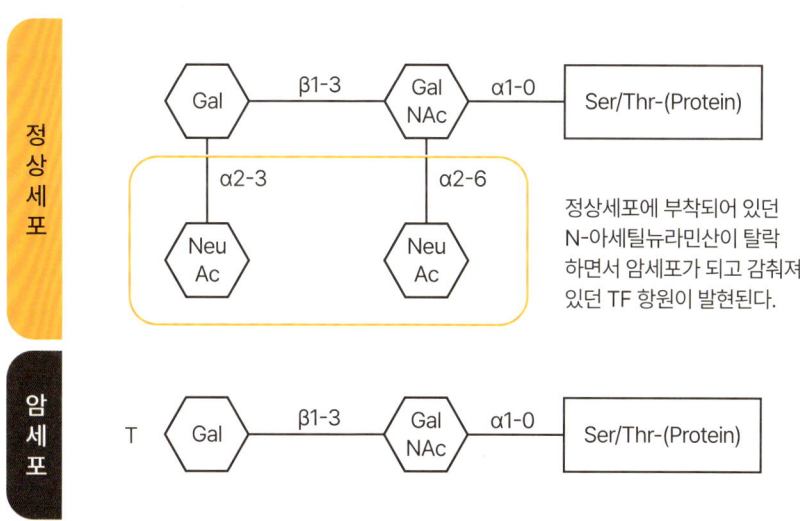

TF 항원은 정상세포에는 거의 발현안되지만 약 90%의 종양세포에서 발현된다.

세포의 당 사슬 맨 마지막에 'N-아세틸뉴라민산(N-acetylneuraminic acid)'이라는 물질이 붙어 있으면 정상세포에요. 커버가 잘 덮여있는 거죠. 그런데 'N-아세틸뉴라민산'이 떨어져 나가버리면 그 속에 감춰져 있던 TF 항원이 노출됩니다. TF 항원은 암세포에서만 발견되기 때문에 암 항원이 되는 것입니다.

이 암 항원을 우리 몸에 있는 면역세포가 찾아내서 공격해 주면 얼마나 좋을까요? 그렇지 않다는 것이 문제입니다. 왜냐하면 정상세포와 비슷하기 때문에 이것을 암 항원이라고 인지하지 못해 T 세포가 일을 못하는 겁니다.

● **HLA-G 항원은 무엇인가?**

HLA-G(Human Leukocyte Antigen-G, 인간 백혈구 항원-G)
• 엄마 면역으로부터 태아를 보호하기 위해 태반 세포가 발현
• 면역 세포 회피 기능
• 암 줄기 세포는 COX-2 효소 생산 → PGE2 합성 → 암세포 표면에 HLA-G 발현
• 염증 경로 → 억제하면 HLA-G 발현 억제 → 면역 세포가 쉽게 암세포를 공격
• 셀레늄 → 염증 억제 역할
• HLA-G 발현을 막으면 NK 세포, 킬러 T 세포의 기능이 살아남

엄마의 면역세포가 아기를 보호하기 위한 기전이 HLA-G인데 이것은 면역 회피 기능입니다. 문제는 암 줄기 세포들이 이것을 모방해서 사이클로옥시게나아제-2(COX-2)를 생산하고, 프로스타글란딘 E2(PG E2)를 합성해서 암세포 표면에 HLA-G를 발현시킵니다. 그래서 T 세포 등의 면역세포가 암세포를 공격할 대상이 아니라고 판단하게 되고 암세포는 면역회기능을 갖게 되는 것입니다.

사이클로옥시게나아제-2, 프로스타글란딘 E2는 염증이 발현되는 경로와 동일합니다. 그렇기 때문에 염증의 경로를 차단하면 HLA-G가 발현되지 않는다는 결론을 우리는 얻을 수 있습니다.

어쩌면 **암치료의 답은 염증 치료**일지도 모르겠습니다.

염증을 제거하는데 가장 좋은 미네랄이 있어요. 바로 셀레늄입니다. 셀레늄은 염증을 탁월하게 억제합니다. 즉 셀레늄을 고용량을 투여하게 되면 염증이 억제되어

HLA-G가 발현되지 않아 암세포의 면역 회피 기능을 제거할 수 있고, NK 세포와 T 세포 등의 면역기능을 활성화시킬 수 있다는 것을 알 수 있습니다.

암세포의 특성을 알고 관점의 변화를 해야 합니다.
그래서 제 나름대로 관점을 좀 바꾸자고 생각합니다.

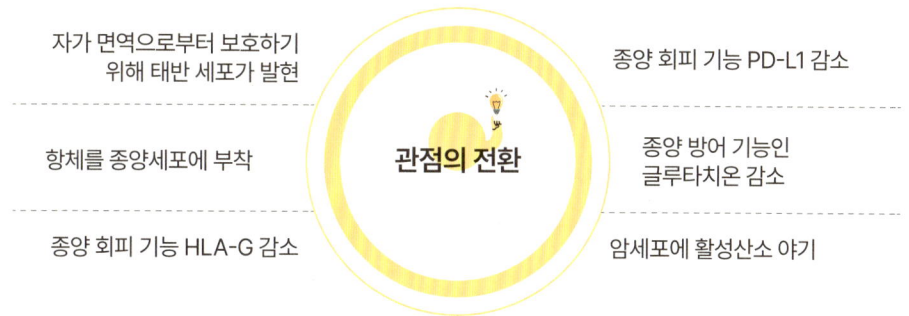

첫 번째, 키트루다와 옵티보와 같은 면역관문억제제는 항체를 T 세포에 붙였기 때문에 T 세포가 제대로 일을 하지 못해 치료율이 낮아질 뿐 아니라 자가면역질환이 유발되었습니다. 이 항체를 어디에 붙이면 좋을까요? 항체를 암세포에다 붙이자는 것입니다.

두 번째, 우리 몸에 있는 T 세포가 TF 항원을 인지하지 못하기 때문에 문제가 됩니다. T 세포가 일을 못 하면 우리에게는 또 다른 면역세포인 B세포가 있어요. B세포는 무슨 일을 하나요? 몸속에서 항체를 만듭니다. T 세포가 못하면 B 세포가 항체를 만들어 공격할 수 있도록 일을 시켜보자 하는 것이 두 번째 관점의 전환입니다.

세 번째, HLA-G는 염증만 차단하면 돼요. 염증을 차단하면 HLA-G가 감소되니까 면역회피 기능을 또 다시 회피할 수가 있을 것입니다.

네 번째, 암세포가 가지고 있는 주먹이 PD-L1입니다. 암세포 표면에 있는 암 주먹의 숫자를 좀 줄인다면 이것도 답 중의 하나일 수 있어요. 그래서 암세포 속의 PD-L1을 좀 낮출 수 있는 그런 기능과 염증에 탁월한 셀레늄을 통해서 염증의 경로를 줄이는 것입니다.

　다섯 번째 암세포 내부의 글루타치온을 줄이는 거예요.
암세포 내부의 글루타치온을 줄이면 암세포의 방어력이 떨어지니까 암세포는 사멸될 수밖에 없습니다.

　마지막으로 활성산소가 암세포 속에 빨려 들어가 주면 암세포를 죽일 수가 있겠죠. 그렇게 해서 관점의 변화를 통해서 암세포의 면역 회피 기능을 제거하는 방향으로 생각을 하면 암을 극복하는데 한걸음 더 나아갈 수 있지 않겠는가라고 생각을 해봅니다.

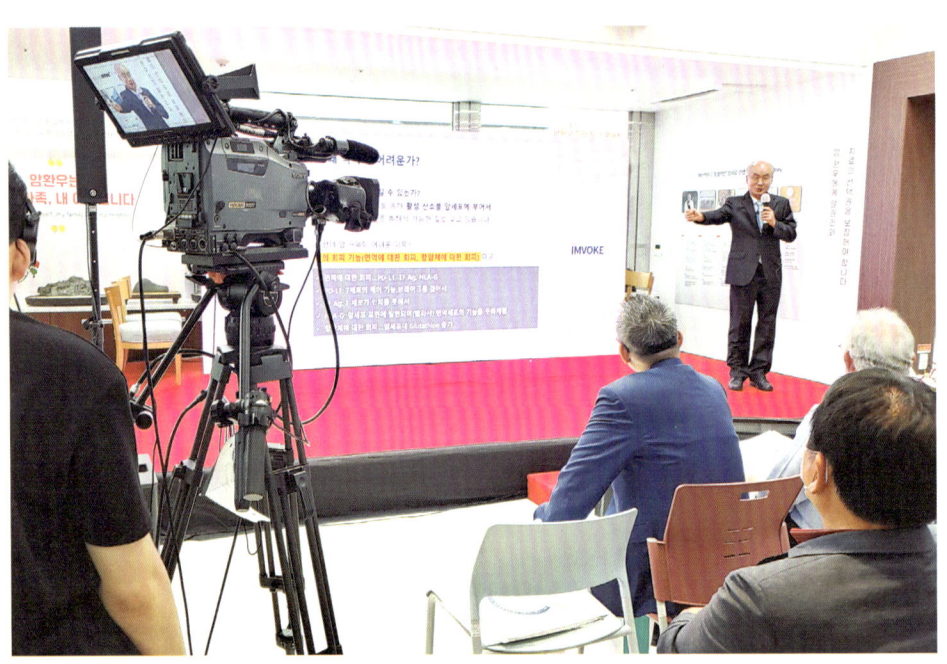

이뮤코텔의 TF 항체 생성

앞서 항체를 암세포에 붙이는 방법에 대해 말씀드렸는데 좀더 구체적으로 좀 더 구체적으로 TF 항원에 항체를 붙이는 방법에 대해 자세히 설명드리겠습니다.

이뮤코텔은 방광암 치료제로 출시되었습니다.
대부분의 사람들은 '방광암치료제로 나왔으니까 유방암, 간암 등에 쓰면 안 되는 거 아니야?'라는 생각을 많이 가지고 있어요. 방광암에 유효하다고 해서 방광암에만 써야 할까요? 저는 그렇게 생각하지 않습니다. 사용되는 메커니즘이 같으면 다른 데도 쓸 수 있는 것인데 적응증이 그렇게 나왔다고 거기에만 쓴다고 생각하면 정말 잘못된 것이라고 생각합니다.
그래서 이 TF 항원은 어디 있는가에 대해 문헌을 찾아보았습니다. TF 항원은 우리가 아는 암에 거의 다 있어요. 예를 들면 간암, 폐암, 유방, 난소, 방광, 갑상선, 위암, 대장, 전립선, 췌장, 백혈병, 흑색종까지 이 TF 항원이 있었습니다. 그래서 '방광암만을 위한 치료제가 아니야, 모든 치료에 얼마든지 쓸 수 있다.'라고 확신을 가지고 쓰기 시작했습니다.

보통 이뮤코텔을 치료할 때 그냥 피하에 주사하는 방법을 사용합니다. 하지만 저는 주사를 놓더라도 좀 특별한 자리에 놔야 되겠다고 생각을 했어요.

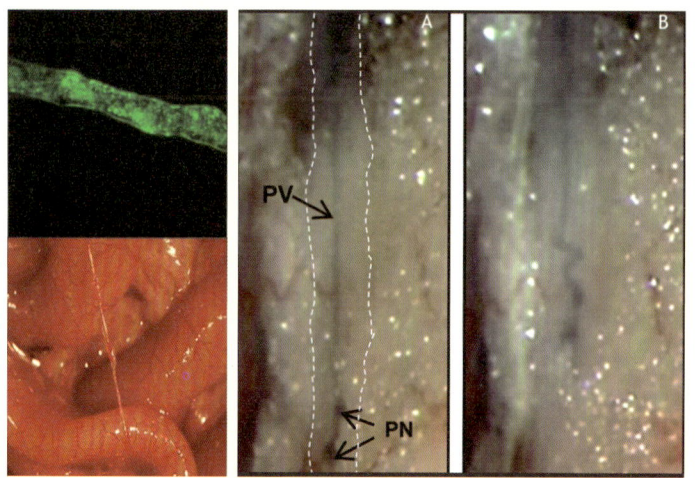

전자현미경으로 본 Primo Vascular wessels

저는 'PRIMO NODE'라고 하는 자리에 주사를 투여합니다. 이 곳은 아주 특별한 자리죠. 사진의 중간을 보시게 되면 PV가 보이십니까? 이곳이 PRIMO VESSEL이 예요. 그 다음에 PN이 PRIMO NODE입니다.

과학자들은 임파선 안에 머리카락 3분의 1보다 더 작은 굵기의 아주 가느다란 선이 있다는 걸 발견하게 되었어요. 현미경으로도 보입니다. 이 선을 통해서 DNA, 호르몬, 면역세포 심지어 줄기세포(STEM CELL)까지도 이 길을 통해서 지나갑니다.

그래서 그냥 놓지 말자. 영향을 주는 곳에다 놓자라고 생각했습니다. 큰 혈관에 주사를 놓게 되면 혈액을 따라가서 암세포까지 도달하는데 상당히 많은 양이 필요해요. 그렇지만 임파선 안에 PV(PRIMO VESSEL)이 모여 있는 자리에다 투여하면 이 관을 따라서 정확하게 암세포가 있는 자리까지 가지 않겠는가라고 생각을 해서 PN(PRIMO NODE)에 이뮤코텔을 놓습니다.

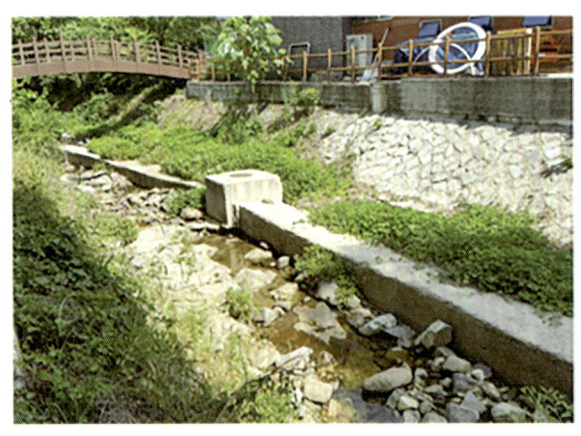

이해를 도와드리고 위해서 준비한 이미지입니다. 이 하천을 림프관으로 생각하면 가운데 있는 관이 PRIMO VESSEL이고, 중간에 직수가 PRIMO NODE라고 생각하면 이해가 빠르실 것 같습니다. 저곳에 주사를 놓으면 그 관을 따라서 정확하게 췌장암이면 췌장암까지 갈 수 있는 그 자리, 간암이면 간암까지 정확하게 갈 수 있는 그 자리. 위암이나 대장암이나 어디든 암세포로 바로 갈 수 있는 자리에 특화시켜 이뮤코텔 주사를 투여하고 있습니다. 또 다른 그림을 보여드릴까요? PRIMO VESSEL인데, 가운데 까만 부분이 PRIMO NODE입니다.

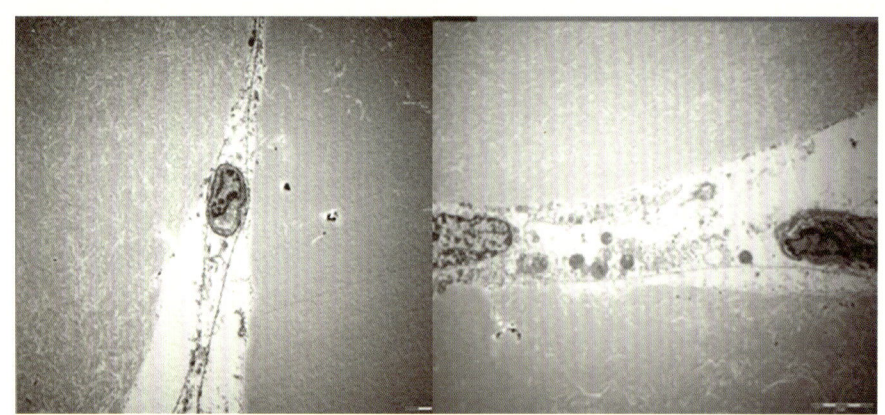

Primo vascular system

　이뮤코텔의 약리기능은 이뮤코텔의 올리고사카라이드(Oligosaccharide)를 활용하는 것입니다. 이뮤코텔 속에는 다당체가 있어요. 작년에 노벨상 수상자 중 스탠포드 대학의 캐롤린 베르토치(Carolyn R.Bertozzi) 교수님이 계십니다. 이분은 평생 당 영양을 연구하신 최고의 권위자시죠. 올리고사카라이드가 어떻게 세포와 세포간의 정보를 교환하고 줄기세포를 활성화시키고 움직이는 가 등에 대해 연구하신 분입니다.

이뮤코텔 속에는 4%의 올리고사카라이드를 함유하고 있어 그 주사를 투여했더니 굉장한 사례가 나왔습니다. 나중에 한 분 한 분 나오셔서 그 이야기를 하신다고 합니다.

고용량 셀레나제(High Dose selenase)의 면역항암 기능

스웨덴의 카롤린스카 대학은 매년 노벨상 수상자를 선정하여 상을 주는 대학으로 이 대학에서 200년 전에 한 미네랄을 발견하였어요. 바로 셀레늄입니다.

고용량 셀레늄 투여의 면역항암제로서의 기능에 대하여 이 카롤린스카 대학의 마이클 뵈른스테드 교수님이 발표하신 메커니즘을 저는 아주 확신하죠. 그 메커니즘을 잠깐 설명드리면 암세포 주변의 미세 환경(Microenvironment)에서 암세포는 자기를 보호하기 위해서 시스테인이라고 하는 아미노산을 배치합니다. 그래서 '활성산소가 오면 좀 막아줘. 활성산소가 세포 안까지 들어오면 내가 글루타치온을 가지고 막을게.'라며 암세포를 공격하려 하는 활성산소들을 차단하기 시작합니다. 이 과정에서 시스테인은 시스틴으로 산화가 되죠.

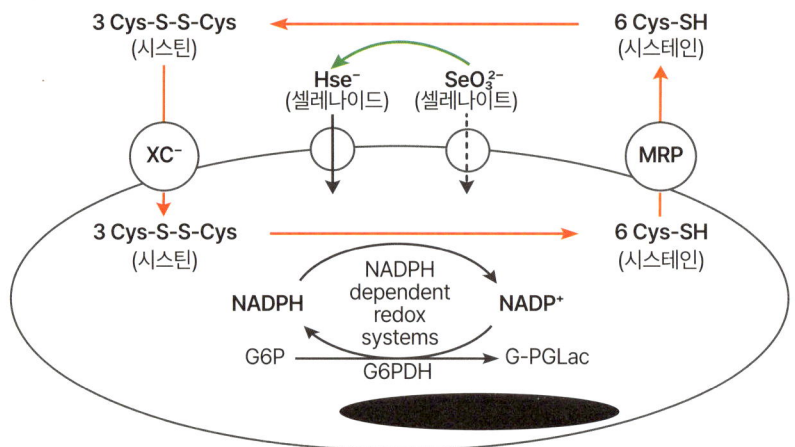

그렇게 암세포는 스스로를 보호를 하는데, 문제는 시스테인이 산화되는 과정에서 셀레나이트(selenite)라고 하는 산소가 세 개가 있는 셀레늄 화합물이 산소가 다 떨어져 나가고 아주 가벼운 셀레늄인 셀레나이드(selenide)로 환원됩니다. 셀레나이드는 아주 독성이 높고 굉장히 가벼워요. 그래서 암세포 속으로 쑥쑥 잘들어오는 거죠. 들어오면 무슨 일을 하는가? 셀레늄이 들어오면 암세포는 활성산소를 만드는 공장이 됩니다.

그리고 암세포 밖에서 시스테인이 시스틴으로 산화되면 암세포는 'XC 트렌스포터'라는 수용체를 통해 산화된 시스틴을 암세포 내부로 데리고 와서 다시 시스테인으로 바꿔줍니다. 이 시스테인이 암세포 내부에서 글루타치온을 만드는 원료가 되는 거예요. 이해되셨죠? 암세포의 글루타치온을 만들고 난 시스테인은 'MRP 수용체'를 통해서 밖으로 다시 나가요. 뱅글뱅글 순환을 합니다. 이렇듯 시스테인이 잘 돌기(순환) 때문에 셀레늄도 자연스럽게 암세포 속으로 많이 들어오게 되는거죠. 그래서 암세포에만 선택적으로 10~13배 더 많이 들어갈 수밖에 없는 구조입니다. 그리고 암세포가 말기로 가면 갈수록, 이 'XC 트렌스포터'와 'MRP' 수용체가 더 많이 발현되기 때문에, 고용량의 셀레나제 투여는 암세포를 사멸시키게 됩니다.

 여기까지 설명을 드리면 '아, 이뮤코텔은 이것 때문에 쓰는구나, 그리고 셀레늄은 그것 때문에 쓰는구나.'하고 정리가 되셨으리라 생각합니다. 암 극복의 키 포인트는 암세포의 회피 기능을 알아야 합니다.
그래서 암세포의 면역세포에 대한 회피 기능과 항암제의 회피 기능에 대한 주제를 가지고 암을 극복할 수 있는 길을 알아보고 조금이나마 여러분께 도움을 드리고자 함께 이야기를 나누었습니다.

본 내용은 **2023 임보크 희망 토크 콘서트** 내용을 편집한 것입니다.
자세한 사항은 **임보크 유튜브 또는 QR코드로 확인가능**합니다.

3

통합의학적 암치료로 희망과 용기를 얻은 환우들의 이야기

1) 수술이 불가능했던 췌장암환우 이야기

(진행자)

　박성주 원장님의 짧은 강의를 들었는데 암세포들이 벌써 기가 죽었을 것 같습니다. 원장님, 여러 가지 사례들도 있을 텐데요 어떤 경우가 있을까요?

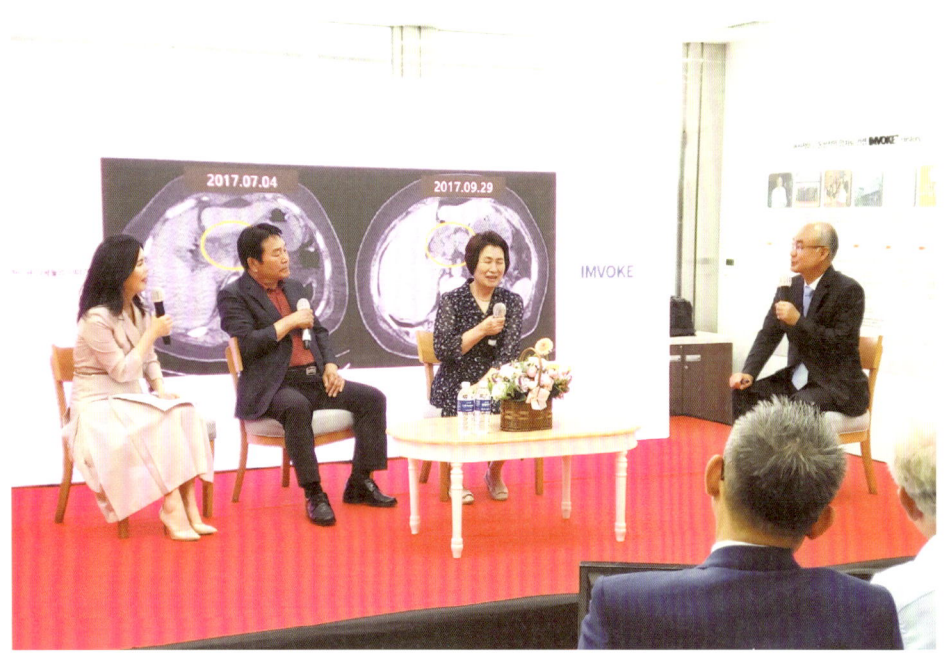

(박성주 원장)

제일 먼저 췌장암이 좋아진 케이스부터 설명드릴게요. 본인이 와 계시는데 모시고 이야기 나눠보도록 하겠습니다.

(진행자) 당시 어떠셨나요?

(환우)

제가 6년 전에 갑자기 배가 아프고 등이 아파서 병원 갔더니 췌장암이라고 해서 깜짝 놀랐어요. 당황해하고 있었는데 딸이 이 병원을 소개해 주어 원장님과 상담을 했습니다. 그때 원장님이 그 셀레늄, 셀레나제 주사를 맞으면서 항암치료를 하자고 하셔서 그렇게 했는데, 3박 4일씩 항암치료를 4사이클을 하고 CT를 찍어 보니 암세포가 다 사라졌다고 그래요.

(진행자) 정말요?

(환우)

예. 그래도 이제 혹시 모르니까, 남아있을 수 있는 암세포를 제거하자고 그래서 수술을 했는데 잘 됐어요. 대학병원에서는 수술만 해줬지 별다른 치료는 안 해주더라구요. 그래서 계속 셀레나제 먹고 좋은 주사 맞고 또 여기서 온열치료, 수치료도 하고 하니까 효과를 많이 받았고, 지금은 완치를 받았습니다.

(진행자) 그 기간이 어느 정도 되나요?

(환우) 작년 9월에 완치를 받았습니다.

(진행자)

정말 대단하세요. 여러분 박수 한번 부탁드립니다. 그리고 옆에 계신 우리 남편분께서 하실 얘기가 많으신 것 같아요. 얘기 좀 해주세요. 많이 힘드셨죠?

(췌장암 환우 남편)

　제가 좀 이야기를 덧붙이자면요, 아픈 사람보다 제가 더 고생을 더 많이 했습니다. 이 이야기만 하면 눈물부터 납니다.
이 병원이 개원하고 우리가 일곱 번째로 들어왔습니다. 대학병원에서는 수술만 해주고 나머지는 이 요양병원에서 거의 치료를 했다고 해도 과언이 아닐 겁니다. 그래서 저는 원장님이 시키는 대로 그냥 맡겼어요. 처음에 2.7cm였던 것이 0.6cm로 줄었어요. 그래도 수술로 그 남은 것을 제거해야 된다고 하더라구요.
우리가 9월에 항암이 끝나고 처음에는 11월로 수술 날짜가 나왔었어요. 그러면서 0.6cm로 줄어든 것이 CT를 찍어보니 안 보인다고 그러더라고요. 이렇게 까지 암세포가 줄어들 수 있나 싶기도 하고 믿어지지 않아서, 다른 병원을 가봐야 겠다고 생각을 했습니다.

　그래서 S대학교 병원 교수님을 찾아가서 이야기를 들었는데 암세포의 크기가 줄어든 건 사실이었습니다. 당시 아내는 9월에 항암치료를 끝냈는데, S대학교 병원에서는 수술 가능한 날짜가 한 12월쯤 된다고 그러더라구요. 그래서 둘이서 터벅터벅 내려오는데 교수님 방에서 전화가 왔어요. 원래 10월 24일 수술을 받기로 한 사람이 독감에 걸려서 수술을 못받게 되었다고 그래서 아내가 그날 그 환자분 대신 수술이 가능하다고 했습니다.
암세포의 크기도 줄어들고 빨리 수술도 받게 되고 얼마나 운이 좋았습니까?

　그렇게 수술을 받고 이 비오메드 병원에서 계속 치료받고 해서 좋은 결과가 나온 것 같습니다. 다른 암환우분들도 마음 편안하게 가지시고 '치료를 받으면 나을 수 있다'는 생각을 가지고 계속 치료받았으면 좋겠습니다. 감사합니다.

(진행자) 우리 박성주 원장님 두 분을 보시니까 마음이 어떠세요?

(박성주 진료원장)

너무 보람 있죠.

처음에는 췌장에 3.5cm의 암세포가 상부 장간막 정맥(SMV)에 침범하고 있어 수술이 불가능하셨습니다. 환자분께서는 항상 '수술만 받으면 좋겠다.'는 말씀을 항상하고 다니셨는데 3개월 동안 집중적인 통합의학적 치료와 4번의 항암치료를 병행한 결과 치료 시작 2개월 후 CT 검사상 병소의 크기가 3.5cm에서 1.1cm로 감소되었고 상부 장간막 정맥과 암세포가 분리된 것을 볼 수 있었습니다.

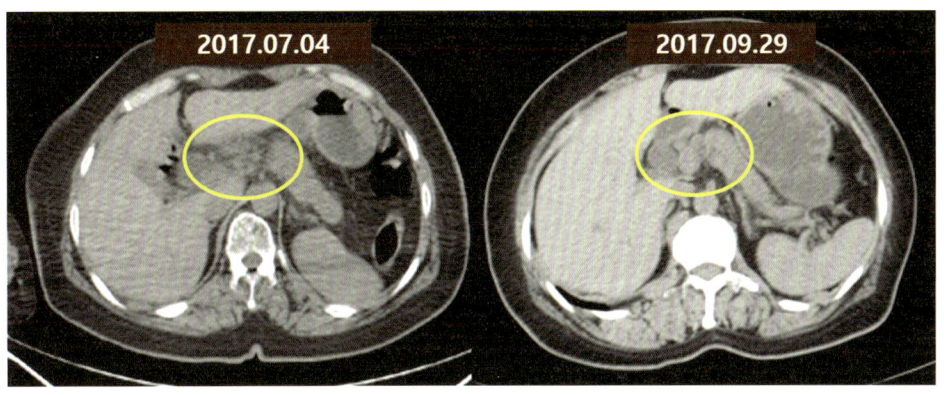

수술 후 암세포가 최종적으로 0.6cm로 감소되었고 임파 전이가 없다는 것을 확인할 수 있었습니다. 너무 빠른 시간에 암세포가 줄어들었고 수술도 거뜬하게 하셨기에 지금까지 잘 지내시는 것 같아서 너무 보람 있어요.

(환우)

원장님과 모든 분이 관심과 사랑으로 해주셔서 제가 좋아진 것 같고 우리 가족들이 관심을 가져줘서 많이 좋아졌습니다. 감사합니다.

(진행자)

암환우는 나와 내 가족, 내 이웃이잖아요. 우리가 서로 위하는 모습이 정말 가족이라는게 다시 한번 느껴집니다. 항상 건강하세요. 감사합니다.

2) 선통합의학적 치료로 전절제 대상에서 부분절제로 치료를 마친 갑상선암 환우 이야기

(박성주 진료원장)

앞의 췌장암 환자분은 항암을 하면서 통합의학적 치료를 병행하셨거든요. 이번에는 항암을 안 하고도 좋아지신 케이스예요. 항암치료를 안 하고 좋아진다는 건 상상도 못할 일이에요. 그것이 무엇을 의미하는가 하면 통합의학적 치료가 암세포를 직접적으로 죽일 수 있다는 확실한 증거가 돼요.

지금부터 말씀드리는 케이스는 항암제 없이 통합의학적 치료만 가지고 좋아진 케이스입니다. 첫번째 사례는 갑상선암 환자분이십니다.

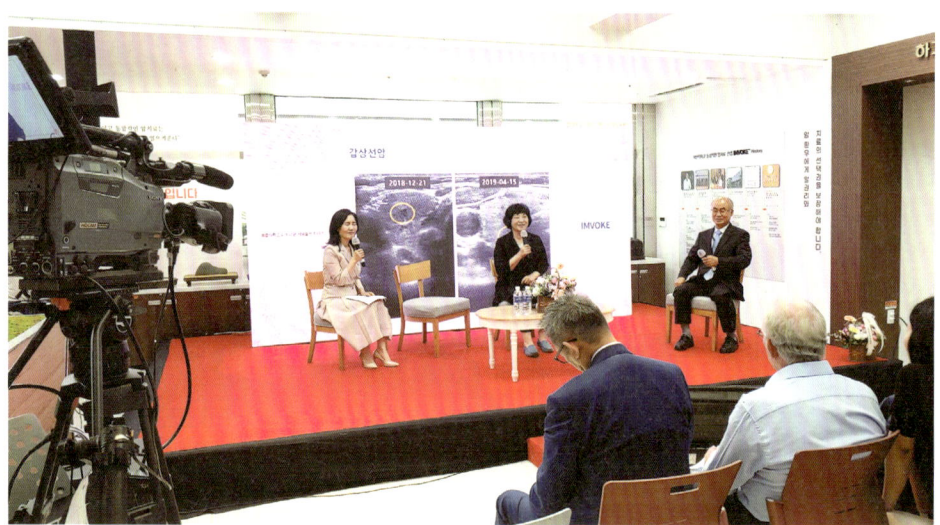

(환우)

안녕하세요. 따분한 오후죠? 그렇지만 살아있음에 감사합니다.
저희 친정 엄마는 위암으로 돌아가셨어요. 그래서 평소 위암이 유전되면 어떡하지? 라고 생각해서 항상 위를 관리하고 있었어요. 그러던 중 친언니가 갑상선암 경계수치로 진단받게 되었어요. 그래서 박성주 원장님을 만나 뵙고 여기 입원해서 치료할 수 있느냐 물어보니, 원장님께서 자매인데 저는 갑상선이 괜찮으냐고 물어보셨어요. 제 직업이 수학 선생님이다 보니 목소리는 예전부터 걸걸했는데 아이들을 가르쳐서 그런가 보다 하고 검사를 안 한 채 지냈었어요. 그래도 원장님이 한번 검사를 해보라고 하셔서 사촌 오빠가 운영하는 병원에 가서 초음파 검사를 해보니 갑상선 암이 2.1cm였어요. 당시 언니는 0.9cm였었죠.
오빠가 어떻게 '중환자가 경환자 낫게 해준다고 돌아다녔냐?' 이러더라고요.

이미 암이 생겼었는데 모르고 지냈던 거예요. 그제야 서울의 병원으로 갔어요. 병원에서는 바로 수술하자고 그랬어요. 그런데 지인들이 갑상선은 수술 안 해도 되고, 미국에서는 수술을 잘 안 한다는 말을 듣고, 될 수 있으면 수술을 안하고 싶었어요. A병원에서는 4월로 수술 날짜를 잡아주었습니다. 그래서 제가 교수님을 만나 뵙고 '가서 암세포 크기를 좀 줄여 가지고 오겠다'라고 하니 그 교수님이 '어떻게 줄이냐'고 깜짝 놀라셨어요.
저는 이미 언니를 상담하면서 셀레늄을 들어봤잖아요? 그래서 셀레늄 치료를 하겠다고 하니까 교수님께서 막 웃어요. '필요 없는 짓 하지 말고 집에서 잘 먹고 있다가 오라'고 하면서 '그게 한 번에 커지거나 줄진 않는다'라고 하셨어요. 저는 교수님께 '알았어요.'하고 대답하고는 바로 비오메드로 입원했어요.

수술 예정일이 4월이있는데 박성주 원장님이 그때 '갑상선은 호르몬이기 때문에 지금이 굉장히 중요하다. 그동안 해왔던 것과는 파격적으로 다른데 따라 올 수 있겠느냐'라고 하셔서 '네'라고 대답드리고 그대로 했어요. 4월까지. 병원비가 꽤 나왔죠. 그런데도 왜 동의를 했냐면 지금까지의 나의 습관과 행동을 바로 고치지는 못하겠지만, 암세포를 줄여봐야겠다는 생각이 든 거예요. 수술을 하더라도 줄여서 하는 게 낫겠다고 생각했어요.

처음 진단 당시 교수님께서 한쪽은 2.1cm, 다른쪽은 2.7 cm이기 때문에 갑상선 양쪽을 모두 수술하자고 했지만 저는 동의하지 않았어요. 그래서 1월부터 계속 입원해가지고 거의 4개월을 박성주 원장님 말씀 그대로 했어요.
운동도 하기 싫었지만 뒷산도 가고 이렇게 하다 보니 정말 암세포가 줄어 있는 거예요. 그래서 수술로 한쪽만 제거하고, 한쪽은 있던 암세포가 거의 사라지다시피 해서 수술을 안했어요. 수술 예후도 너무 좋아 가지고 약(씬지로이드)도 지금까지 안 먹고 있어요.

그리고 수술 후에도 제가 비오메드에 계속 입원해 있었던 이유는 전이되는 것이 매우 겁이났기 때문이에요. 그렇게 병원에서 생활하면서 한가지 질병만이 중요한 게 아니라 우리의 몸의 기관들은 모두 연결되어 있기 때문에 여러 기관을 관리하는 방법이 통합치료라는 것을 알게 되었고, 제 아이들이 쓰는 샴푸부터 다 바꿨어요. 제가 아프니까 애들이 생각나잖아요. 그래서 애들한테 식이요법을 해주면서 고기 함부로 먹지 말고 정제된 깨끗한 거 먹을 수 있도록 하고, 달걀도 유정란 먹는 그런 교육도 했죠. 지금은 굉장히 컨디션이 좋습니다.

(진행자)

여러분 박수 한번 부탁드립니다. 우리 환우분의 이야기를 쭉 들으니까 가슴이 벅차오릅니다. 원장님 이게 가능한 거예요? 기적이잖아요?

(박성주 진료원장)

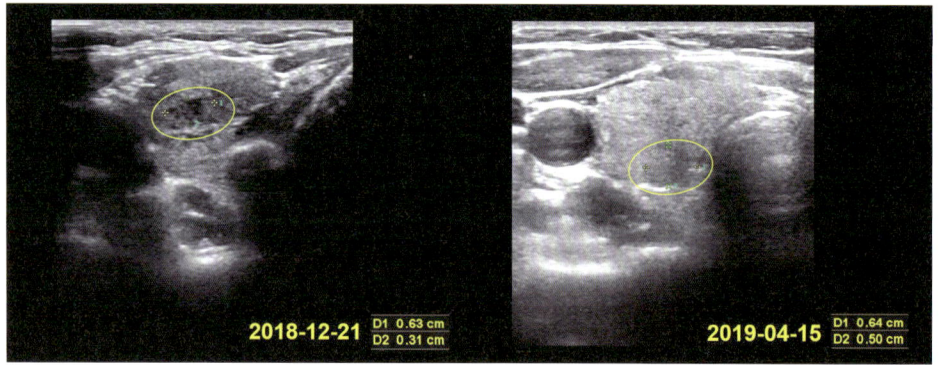

이 사진은 오른쪽에 있던 암세포가 완전히 없어진 모습입니다.

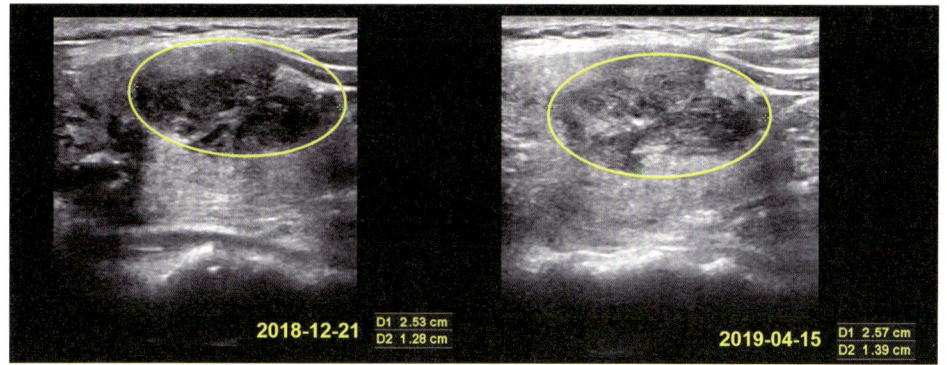

그리고 이 사진 중 왼쪽은 진단받을 때 모습이고, 오른쪽은 통합의학적 치료 후 수술 바로 들어가기 전에 모습이에요

 이 환우분은 처음에는 갑상선 전 절제 대상으로 진단받으셨지만 통합의학적 암치료를 통해서 오른쪽은 암세포가 없어지고 왼쪽은 암세포의 크기가 줄어들어서 이곳만 부분 절제를 하셨어요. 항암치료 전혀 없이요. 놀랍고 너무 감사한 일이에요. 환우분께서 굉장히 신뢰하고 또 용기를 내서 실천하셨기 때문에 가능한 일입니다. 감사합니다.

본 내용은 **2023 임보크 희망 토크 콘서트** 내용을 편집한 것입니다.
자세한 사항은 **임보크 유튜브** 또는 **QR코드로 확인가능합니다.**

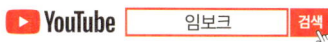

3) 선통합의학적 치료로 암세포가 없어진 위암 환우 이야기

(박성주 진료원장)

이분은 위암이신데 연세가 좀 많으세요. 건강검진으로 내시경 검사를 하셨는데 여기 보면 확실하게 암세포가 보이잖아요?

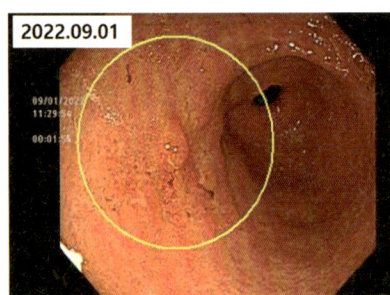

4cm 미분화 조기 위암 초음파와 내시경 소견

저희 병원에서 18일 동안 치료받으시고 수술을 받으셨는데 수술 담당 선생님께서 그렇게 말씀하셨대요. '아니 수술을 막 받은 70대 할머니가 40대 환자보다 더 건강하게 잘 돌아다니세요?'라고 놀라셨다고 하세요. 그렇게 회복이 빠르다고 따님이 오셔서 말씀하시더라고요. 지금 잠깐 모실까요?

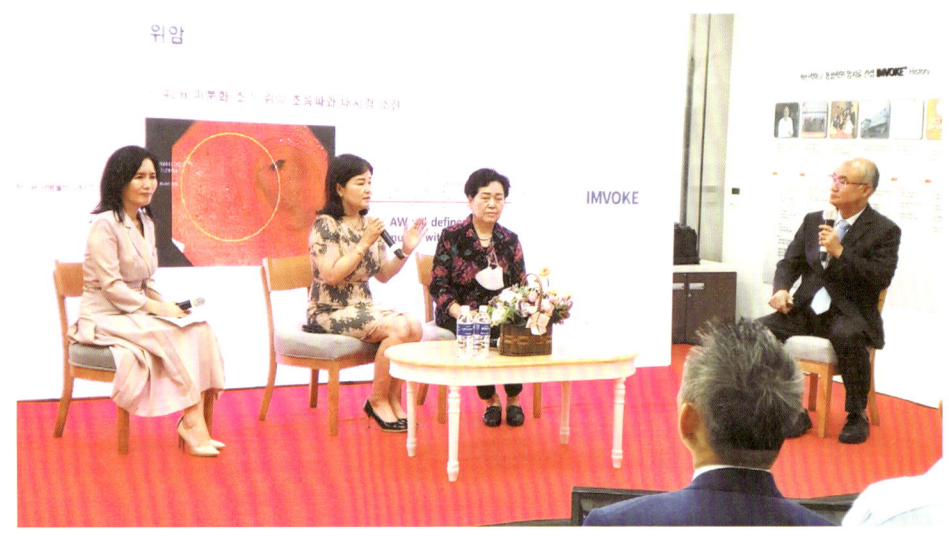

(환우 가족)

저희 엄마는 작년에 건강검진을 하면서 위암 초기라고 진단을 받고 여기에 입원하셨는데 이 병원 오기까지 엄마를 설득시키기가 되게 힘들었어요.
엄마는 무조건 '서울로 가겠다' 이런 말씀만 하시고 아무리 설득을 해도 안 되더라고요. 그래서 제가 마지막에는 '엄마가 하고 싶은 대로 하라'고 했더니 엄마가 결국은 비오메드에 가자고 하시더라고요. 그렇게 여기서 치료를 받고 수술을 했는데 경과가 깨끗하게 잘 됐다고 나왔어요.

저희 엄마는 통합의학적치료를 먼저 하고 서울에서 수술을 받으셨는데 제가 놀라고 엄마가 놀랐던 것은 그렇게 큰 수술을 받으시고 저한테 엄마가 처음 말씀하셨던 게 '하나도 안 아파야.' 이러더라고요. 그래서 '안 아파?'하고 그랬더니 엄마가 하나도 안 아프대요. '누가 보면 거짓말인지 알겠다고. 나 이렇게 큰 수술을 받았는데…' 라고 하시면서 아픔이 하나도 없대요. 그때 같은 시간에 수술을 받았던 40대 남자분들도 계셨는데 저희 엄마보다 나이가 젊으셨는데도 그분들은 피 주머니를 차고 마약 주사를 두 개, 세 개 달고 있었는데 저희 엄마는 전혀 그런 거 없었거든요.
원장님 덕분에, 강 대표님 덕분에 엄마가 건강하게 오늘 이 자리까지 오게 되었습니다. 감사합니다.

(박성주 진료원장)

슬라이드를 잠깐 보여드리겠습니다.

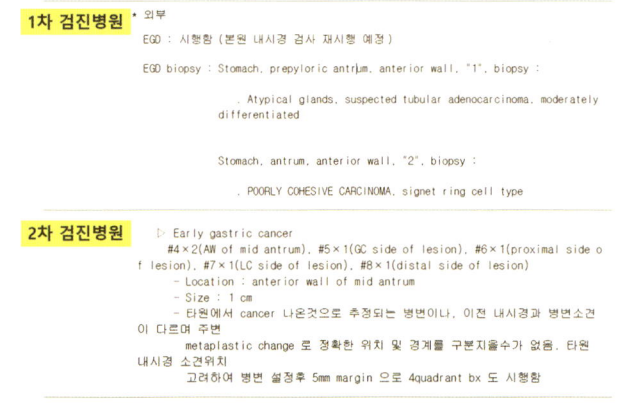

1차 검진 결과에서 위에 ANTRIUM(위전정부), 위 앞쪽 벽에 암세포가 있다고 되어 있어요. SIGNET RING CELL(반지세포) 타입 이렇게 표시해 놨습니다. 그래서 2차로 서울 S 병원에 가서 수술하시기 전에 다시 위내시경 검사를 했어요. 그랬더니 '타원에서 CANCER가 나온 것으로 추정되는 병변이긴 한데 이전 내시경 병변 소견과는 다릅니다.'라고 기록되어 있는 것을 확인하였습니다. 다릅니다? 어떻게 18일 만에 이렇게 달라져 왔죠?

두 번째 '주변에 METAPLASTIC CHANGE(화생변화)로 정확한 위치 및 경계를 구분 지을 수가 없습니다.' 내시경 보니 어디가 어딘지 모르겠다는 거죠. 처음에는 볼록볼록 내시경 사진을 보셨잖아요. 그런데 수술하기 전에 보니까 안 보인다는 것입니다. 깨끗한 정도가 아니고 'METAPLASTIC CHANGE'라고 나와 있어요. METAPLASTIC CHANGE는 '장상피화생'라고 위세포의 형질이 변형된 거죠. 암의 '악성' 바로 밑에 '양성암' 있죠. '양성암' 바로 밑에는 '이형성증'이라고 그래요. 이형성증보다 한 칸 밑에 가 'METAPLASTIC'입니다. 이걸 보고 깜짝 놀랐어요. 이미 암으로서의 성질은 다 사라지고 METAPLASTIC 형태로 되어 있더라. 근데 그게 어딘지 보이지 않아요. 불과 18일 만에 이렇게 된 것을 적어 놓으셨어요. 그래서 타원 내시경 소견을 참고로 고려해서 병변을 설정해서 거기서 Biopsy(조직검사)를 했다. 이렇게 적어 오셨어요. 아주 놀라운 일이에요.

이렇게 좋은 결과가 수술하기 전에도 있었다는 사례가 있어서 우리 모두에게 상당히 큰 도움이 되겠다 라는 생각이 들었습니다. 감사합니다.

본 내용은 2023 임보크 희망 토크 콘서트 내용을 편집한 것입니다.
자세한 사항은 임보크 유튜브 또는 QR코드로 확인가능합니다.

4) 1주일간 통합암치료로 암세포 크기를 50% 줄여 수술을 마친 신장암 환우 이야기

(진행자)

원장님 치료는 빠르면 빠를수록 좋다 이렇게 얘기하셨잖아요? 빠르게 한다는 게 어떤 걸까요?

(박성주 진료원장)

암으로 진단받으면 머뭇거리지 마세요. 바로 통합의학적인 암 치료하시면 결과가 더 좋습니다. 늦으면 늦을수록 잘 안돼요. 말기로 가면 약물을 집중적으로 부어도 정말 힘들더라고요. 진단받자마자 시작하세요.

이 분은 신장암이세요. 작년 12월에 크기가 3.8cm였어요. 그런데 올해 3월에 다시 보니까 4.3cm가 되었어요. 빨리 커진 거죠. 바로 수술 날짜를 잡으시고 저희 병원에 오셨어요. 불과 일주일 치료를 받았어요. 그리고 수술을 들어가셨어요.
한 달 전에 검사를 받으시고 수술하기 위해 가셨는데 결과가 3.4cm로 줄어들었어요. 본인 얘기 들으시겠습니다.

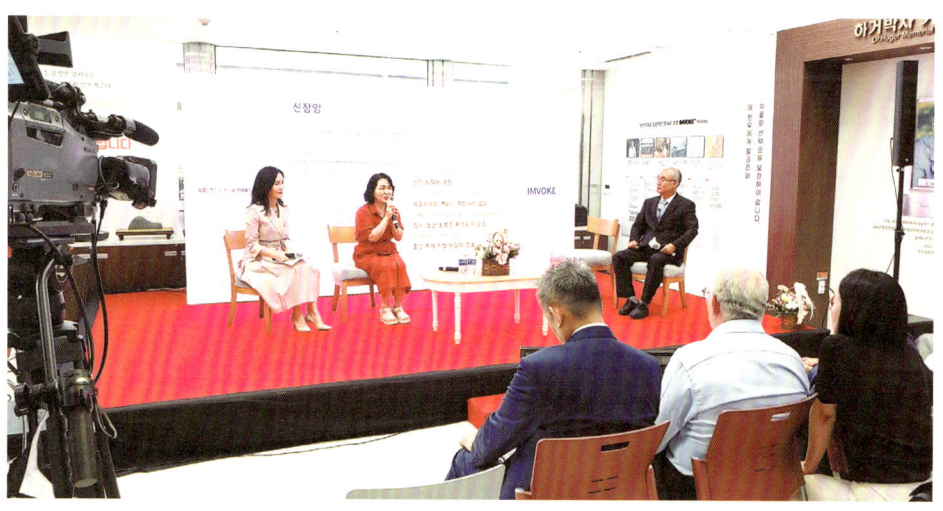

(환우)

저는 작년에 12월 무렵에 신장암 진단을 받았습니다. 제가 이런 말을 남편한테만 했었는데 처음에는 정말 진짜 막막하게 넓은 바다에서 노가 없는 배를 탄 그런 기분이었어요. 암이 진단되기 전에 좀 많이 피곤했었어요. 좀 지치고 피곤한 그런 증세가 암으로 가고 있는 증세 중 하나가 아니었나 그런 생각이 들었습니다.

그리고 지인분들 소개로 비오메드를 오게 됐는데 수술받기 전에 입원을 해서 면역치료와 고주파 치료를 받는 것이 좋겠다는 원장님의 조언을 듣고 사전에 치료를 받고 갔습니다. 그래서 그랬는지 정말 예후가 좋았던 것 같아요.

수술받고 얼마나 힘들었는지 그 순간에도 정말 너무 힘들었던 것 같아요. 진짜 힘들었는데 잘 견딜 수 있는 힘이 비오메드에서 부터 시작됐었던 것 같아요. 그리고 수술 후 다시 입원했을 때 원장님이랑 진짜 큰 힘을 주셨고요. 여기 주변 환경이 저는 너무 좋았어요. 너무 편안하게 해주셨던 것 같아요. 그래서 하루가 다르게 제가 얼굴이 많이 좋아졌어요.

(진행자)

지금 정말 아름다우세요. 아픈 분 같지 않아요. 앞으로도 계속 건강하시길 바랍니다. 희망을 잃지 마세요. 혁신적이고 통합적인 암치료가 암 환우에게 정말 희망과 용기를 불러일으켜 준다는 말이 믿겨져요.

원장님, 여기 아프신 분들도 계시고 또 옆에 가족들이 계시는데 이것만큼은 꼭 기억하셔야 된다는 포인트를 좀 얘기해 주세요.

(박성주 진료원장)

암은 진단 받자마자 바로 시작하십시오.

그리고 암 공부 좀 힘들더라도 하십시오. 공부를 해야 마음속에 확신이 듭니다. 확신이 들면 누가 뭐래도 밀고 나갈 수가 있어요. 흔들리지 않아요. 많은 사람들이 간다고 해서 그 길이 결코 옳은 길이 아닐 수가 있습니다. 그걸 판단하시고 가장 좋은 길을 확실한 길을 가시면 결과가 분명히 좋을 겁니다.

내 몸은 하나밖에 없어요.

치료 시기 놓쳐 버리면 고생 엄청 합니다.

몸이 다 망가집니다.

독극물을 무차별적으로 내 몸에 부으면 그 오로지 피해는 내가 다 받습니다.

아무도 내가 받은 피해를 해결해 줄 사람이 없습니다.

내 몸은 귀한 몸입니다.

내 몸은 하나이기 때문에 최선을 다해서 치료 꼭 하시기 바랍니다. 감사합니다.

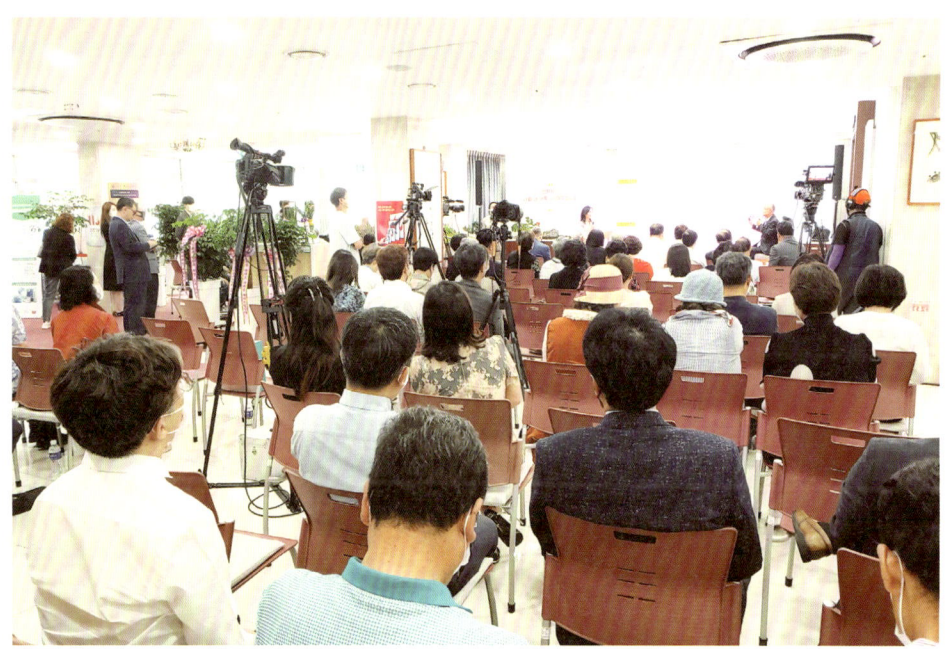

SCAN ME!

본 내용은 **2023 임보크 희망 토크 콘서트** 내용을 편집한 것입니다.
자세한 사항은 **임보크 유튜브** 또는 **QR코드로 확인가능**합니다.

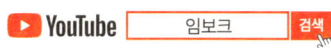

제 3 장

통합의학으로
하나된 사람들

1

종양학의 통합적인 개념(IKO®)를 합의문서로 출판한 독일 비오신 창립자 이야기

토마스 슈티벨 박사 & 오트윈 코트뷔츠 대표

1) 종양학의 통합적인 개념 IKO®

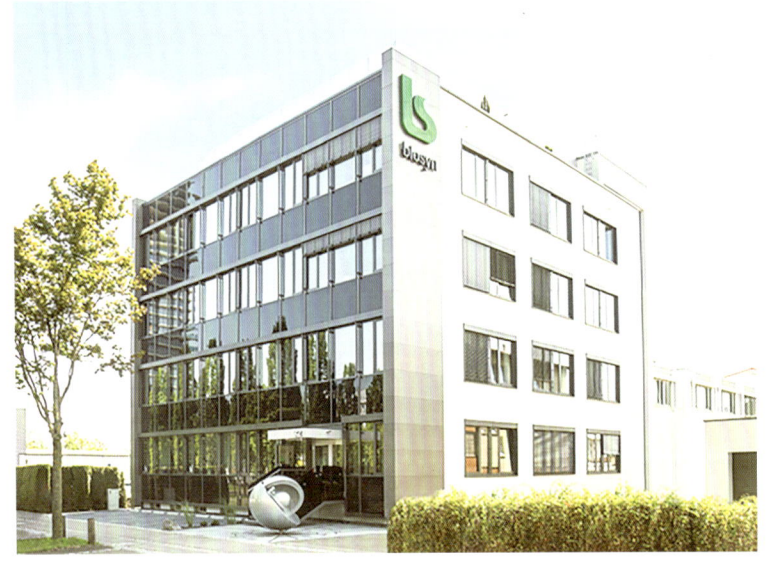

독일 비오신은 유럽 최초 생명공학회사 중 한 곳으로 고용량의 셀레나제(High Dose selenase)와 바다달팽이 혈액에서 추출한 이뮤코텔을 통해서 혁신적이고 통합적인 암치료 컨셉을 제공하고 있다.

비오신에서 제공하는 종양학의 통합적인 개념인 IKO®는 종양학 치료에 있어서 생물의학적 약제에 의한 부가적인 치료를 통합하는 것이다.

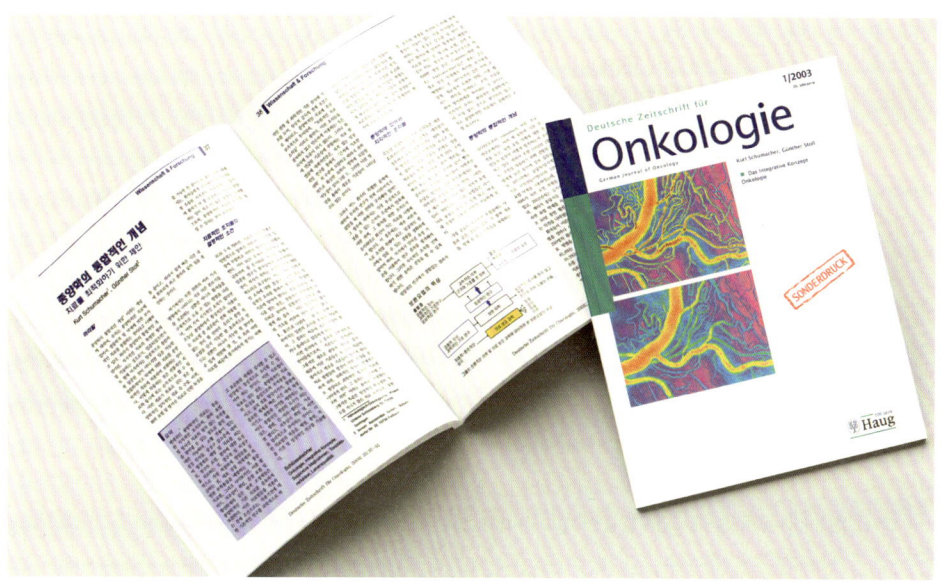

종양학의 통합적인 개념(Deutsche Zeitschrift für Oncologie, 2003; 35:37-51)

종양학의 통합적인 개념은 현대의학적 치료 효과를 상승시키고 부작용을 줄여주는 것과 동시에 암환자가 치료에 더 잘 순응하게 하여 치료를 중단하는 일이 적고, 종양학 치료의 효과를 높일 수 있다.

이러한 종양학의 통합적인 개념은 진단단계, 치료단계, 보조적인 요법, 회복기치료, 재발/원격전이 단계로 나뉘어 구성되어 있다.

1. 진단단계

- 종양을 입증 영상으로 나타내는 방법
- 검사실
- 생검

- 면역계(NK세포의 상태)
- 종양세포의 특징(TIRNA-검사)
- 영양상태

스트레스를 극복하는 전략

2. 치료단계

① 새로운 보조요법

- 새로운 보조적 항암화학 요법
- 방사선 치료
- 항구토 치료
- 지지적인 치료

- 영양공급을 최적화한다.
- 스트레스를 극복
- 지지적인 요법
  - 아셀렌산나트륨 500μg/1,000μg/일
  - 비타민 A, C, E, B-군

② 수술 요법

- 근치적 수술
- 항생 요법
- 지지적인 치료

- 아셀렌산나트륨 500μg/1,000μg/일
- 갈락토스 : 수술 전 / 후로 위암, 잘룩창자암, 이자암이 있을 때
- 정신 종약학

3. 보조적인요법

- 보조적인 항암 화학요법
- 방사선 치료
- 지지적인 요법 : 항구토

- 영양공급을 최적화한다.
- 지지적인 요법
  - 아셀렌산나트륨 500μg/1,000μg/일
  - 비타민 A, C, E, B-군
  - 겨우살이요법
  - 간·지라 펩티드
- 스트레스를 극복
- 전략 / 재활

4. 회복기치료

- 추적관리한다.
- 림프액 배출

- 영양공급을 최적화한다.
- 지지적인 요법
  - 아셀렌산나트륨 최소 200μg/일
  - 정신 종양학
  - 겨우살이요법과 가슴샘 펩티드 교대 투여
  - 온열 요법
  - 물리치료(림프부종)
  - 스포츠

5. 재발 / 원격전이

스트레스를 극복하는 전략

① 전통적 및 분자생물학적 진단적인 재평가

- 조직학
- 면역 조직학
- 화학=감수성
- NK=세포의 상태

② 고식적인 요법

- 고식적인 항암 화학요법
- 항구토요법
- 성장인자
- 진통제
- 사이토카인

- 영양공급을 최적화한다.
- 스트레스를 극복
- 지지적인 요법
  - 아셀렌산나트륨 500μg/1,000μg/일
  - 비타민 A, C, E, B-군
  - 겨우살이요법
  - 간·지라 펩티드

통합적인 종양학의 개념은 2003년 2월에 오스트리아의 푸슐암제에서 개최된 학술대회에서 종양학 환자들의 보완-지지적인요법을 위한 지침으로 설정되어 독일 및 오스트리아 종양학회의 합의문서로 출판되었다.

	암 진단시	집중치료 시 (수술/항암화학요법/방사선치료)	회복기 (약 4~8주)
아셀렌산나트륨 (셀레나제)	500μg/일	1000μg/일 치료받지 않는 날 500μg/일	200μg/일
아연 (ZINKOTASE)		25mg/일 수술 후 4주 동안	
간-이자 펩타이드 (FACTOR AF2)		10~20ml/일 2×2ml/주(치료를 받지 않는 날)	2×2ml/주 2×2ml/주 또는
렉틴을 정형화한 겨우살이 추출물 (EURIXOR)			2×1ml/주 2×1ml/주 교대(치료를 중단하지 않고)
장기추출물 펩타이드 (THYMOHECT)			2×2ml/주
미량영양소복합체 (CAREIMMUN)	3캡슐/일	3캡슐/일	2캡슐/일
아미노산 / 올리고펩타이드	1캡슐/일		1캡슐/일

 이 개념의 핵심은 셀레나제의 주성분인 아셀렌산나트륨과 미량영양소이다.
셀레늄이 결핍되면 암을 비롯한 다양한 셀레늄 결핍질이 발생하지만 충분한 양을 공급할 경우에는 고친화성 인터루킨-2 수용체가 발현되어 면역이 활성된다. 또한 카롤린스카 의과대학에서 발표된 세카르 스터디(SECAR Study)에 따르면 고용량의 셀레늄은 암세포 내부의 글루타치온을 고갈시키고 활성산소를 생성하는 셀레노디글루타치온(SDG)을 합성하여 암세포의 자멸사를 유도하는 면역항암제 기능을 수행하다는 것이 입증되었다.

2) 고용량 셀레나제(High Dose selenase)

셀레나제의 주성분이 아셀렌산나트륨 오수화물인데에는 이유가 있다.

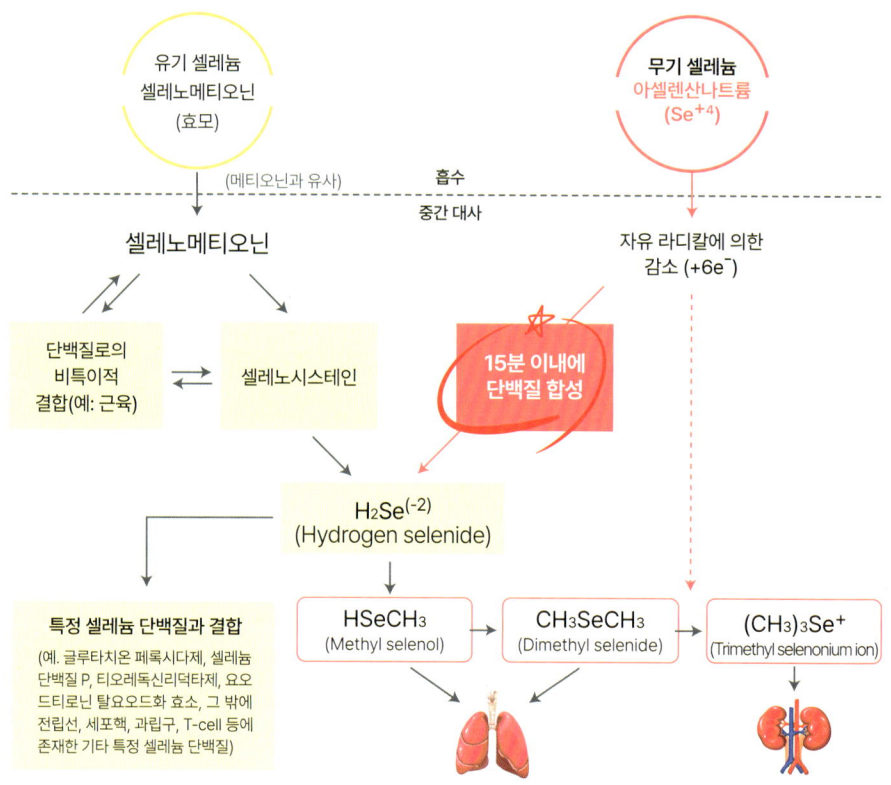

    셀레늄은 무기화합물과 유기화합물이 있는데 무기형태의 셀레늄인 아셀렌산나트륨 오수화물은 셀레늄이 체내로 들어온 후, 곧바로 셀레늄 의존형 효소 또는 단백질에 특이적으로 삽입되고 과다 시 체내에서 축적되지 않고 빠르게 배출된다.

특히 아셀렌산나트륨은 하이드로젠 셀레나이드로 합성될 때까지 기다리지 않고 체내 산성 환경에서 직접적으로 프리라디칼을 해독한다. 그러나 영양보충용으로 섭취한 유기셀레늄은 대사경로가 복잡하고 그 과정에서 체내에 축적되어 유해한 작용을 유발하기 때문에 고용량으로 섭취하는 것을 제한한다.

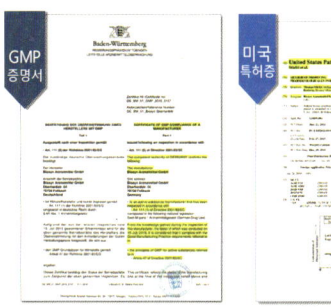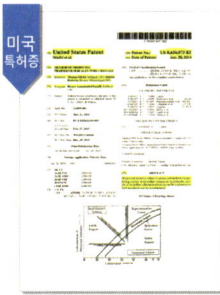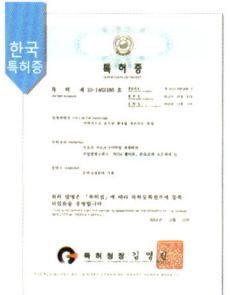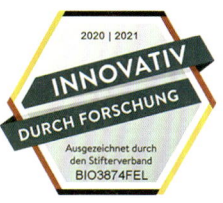

셀레나제의 원료인 아셀렌산나트륨 오수화물은 특허받은 GMP 제조시설에서 생산된다(아셀렌산나트륨 오수화물 GMP 제조시설 증명서 및 한국과 미국의 특허)

  2009년 독일의 비오신(biosyn Arzneimittel GmbH)은 EU GMP 규정을 준수하여 생체이용률이 뛰어난 의약품 주성분인 아셀렌산나트륨을 국제적으로 인정받은 원료의약품 유럽품질적합인증을 받은 세계 최초이자 유일한 기업이다.
이러한 독점적이고 특허로 보호받는 결정화, 정제화 기술로 인해 클린룸 조건하에 무균상태의 고품질 미량원소 화합물을 만드는 것이 가능해졌다. 셀레나제는 주사제, 경구, 타블렛 형태로 26개국 이상에 '셀레나제'라는 제품명으로 공급된다.

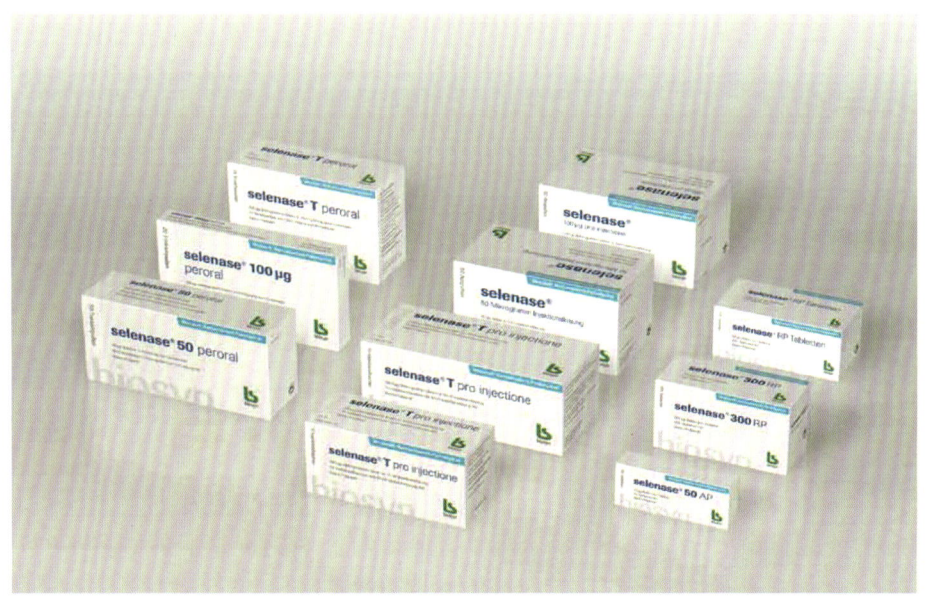

3) 바다달팽이에서 찾은 차세대 면역항암제 이뮤노시아닌

　비오신은 구멍삿갓조개의 혈림프인 헤모시아닌(KLH)를 안전하게 분리, 정제한 이뮤노시아닌의 안정적인 공급을 위해, 원료의약품 GMP 시설을 구축하고 제조공정의 특허를 획득하였다.
비오신은 방광암 뿐만 아니라 암백신 시장에 이뮤노시아닌을 공급하고 있다.

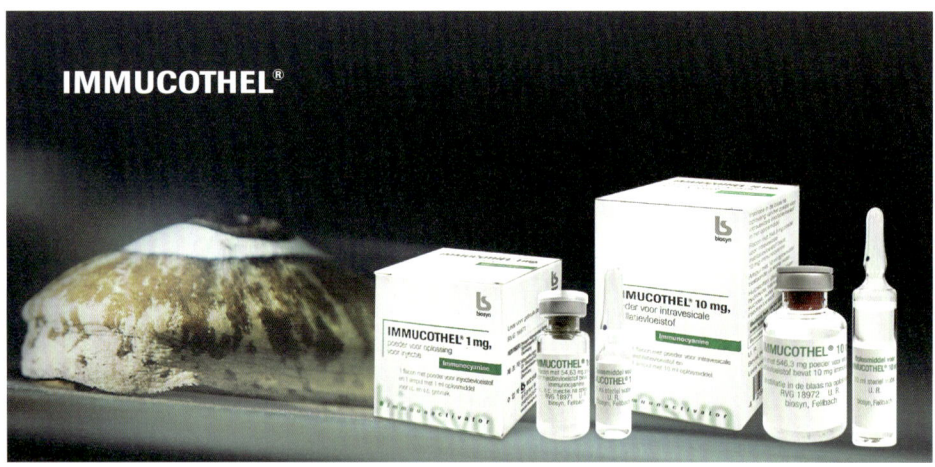

　이뮤노시아닌은 1960~70년대에 구멍삿갓조개의 혈림프인 헤모시아닌(KLH)이 세포성 면역 T 세포의 활성을 자극하는 물질로 사용되기 시작하면서 본격적으로 연구 개발되었다. 이후 1974년, 미국의 올슨 등이 비뇨기과저널에 헤모시아닌의 투여가 방광암의 재발을 현저하게 감소시켰다는 결과를 발표하므로서 많은 관심을 받았으나 구멍삿갓조개의 수급문제와 유방암, 간암 등에 비해 시장성이 적다는 한계를 극복해야 하는 과제를 안고 있었다.

　독일 비오신은 수많은 연구와 독자적인 친환경기술을 통해서 의약품 주성분으로 사용가능한 고품질의 KLH를 얻을 수 있었고 면역활성제로써 암과 여러 질병에 적용되는 잠재성을 발견하였다.

　헤모시아닌(KLH)은 강력한 면역원성으로 작용할 수 있는 것은 헤모시아닌(KLH)의 큰 분자량과 표면에 많이 붙어있는 올리고사카라이드(Oligosaccharide) 때문이다.

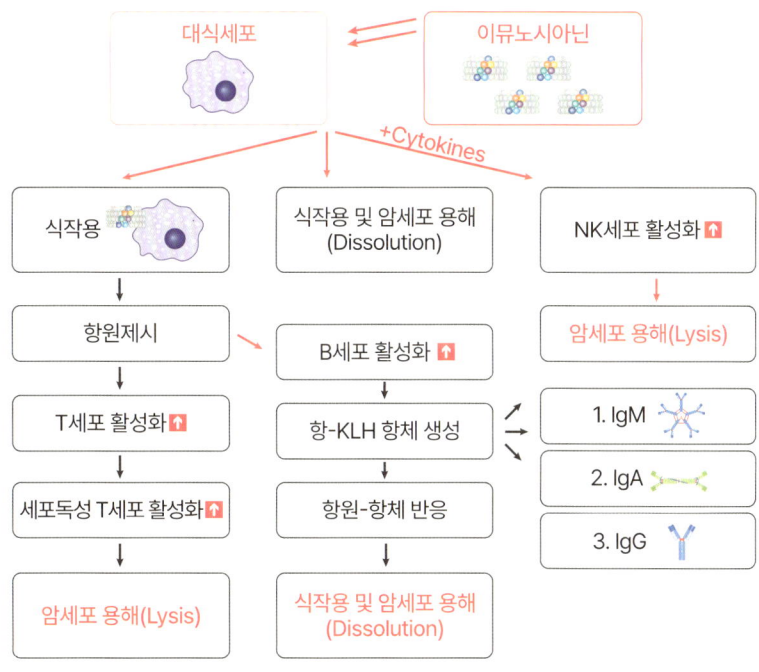

구멍삿갓조개와 헤모시아닌(KLH)의 구조

헤모시아닌에 부착된 올리고사카라이드는 구조가 복잡하고 인간과 다른 이질성이 높은 이종 펩타이드 성분으로써 인간의 면역계는 헤모시아닌을 매우 빠르게 적으로 인식하고 적을 완벽하게 제거하고, 기억하기 위해 선천성 면역과 후천성 면역을 작동시킨다.

이뮤노시아닌에 의한 면역반응

이 면역반응 과정에 의해 천연 단백질인 헤모시아닌은 제거되고 헤모시아닌에 의해 활성화된 T 세포와 B 세포가 암세포를 공격하거나 항체를 만들어 직접 공격한다. 이렇듯 인체에 투여된 이뮤코텔은 면역세포에 의해서 완전히 제거되기 때문에 해로운 면역반응을 유도하지 않고, 그 과정에 의해 활성화된 내 면역체계가 암을 공격하기 때문에 안전한 것이다.

헤모시아닌으로 유도된 항체가 암을 공격하는 또 다른 이유는 이뮤코텔을 투여하여 생성된 항 KLH항체가 암세포 표면의 종양 특이적 항원인 TF 항원과 직접 반응하기 때문이다.

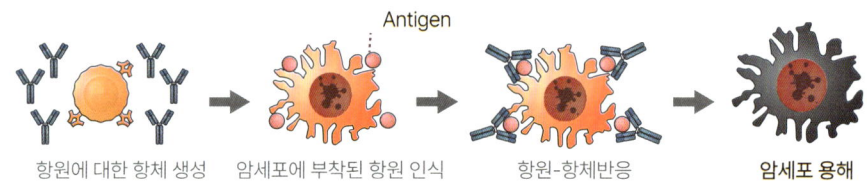

항 KLH항체는 TF 항원이 붙어있는 암세포를 인식해서 공격한다. 이것이 면역계의 가장 기본적인 메커니즘인 항원-항체 반응이고 암 백신의 기전이다.

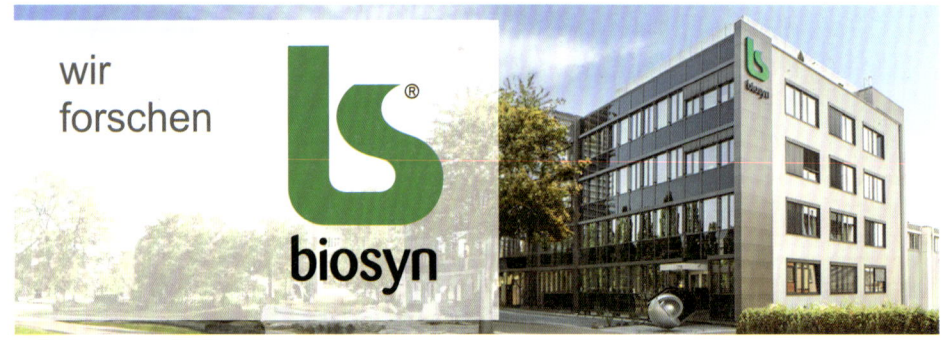

비오신은 1984년 설립되어 '우리는 연구한다(wir forschen)'라는 모토로 질병의 치료뿐만 아니라, 예방 진단에 이르기까지 다양한 생물의학제제를 연구 개발하여 종양학, 집중치료의학, 내분비계 질환의 예방부터 치료까지 가능한 제제를 제공하는 R&D 전문 기업이다.

4) 종양학의 통합적인 개념(IKO)를 정립한 독일 비오신 창립자의 이야기[토크 콘서트 현장속으로]

– 토마스 슈티펠 박사 & 오트윈 코트뷔츠 대표

Q. 종양학의 통합의학적 개념 IKO®을 구성한 이유는 무엇인가요?

종양학의 통합의학적 개념(Das Intergrative konzept in theOnkologie, IKO)은 암환자의 치료와 회복기 관리에 있어서 기존의 치료 방법과 보완적인 치료 방법을 의미 있게 결합하기 위하여 비오신에 의해 만들어지고 도입되었습니다.

다양한 연구에 따르면, 전체 암 환자의 약 4분의 3이 표준 종양학적 치료 외에 전통적인 방법을 사용하기도 합니다. 이것은 스스로 치료하고 신체의 방어를 지원하고자 하는 의도에 기반을 두고 있습니다. 의사와 환자 모두를 위한 전인적 치료를 위한 보완 치료를 만들기 위해, 과학적이고 의학적으로 합리적인 치료방법이 표준 종양학적 치료에 맞추어졌습니다. 종양학의 통합적인 개념에 포함되기 위한 전제 조건은 다음과 같습니다.

- 작용 메커니즘에 대한 포괄적인 기초 과학 연구
- 주 활성 성분의 정의 및 표준화
- 문서로 기록된 종양 환자의 경험적 효과
- 임상 연구에서의 시험 가능성 또는 시험

이러한 종양학의 통합적인 개념은 수동적인 감시 대신 능동적인 종양 추적 관찰이 가능하게 되었고 면역기능을 활성화시켜 암을 예방할 수 있었습니다. 또한 현대 의학적 치료의 부작용을 경감시킬 뿐 아니라, 치료의 순응도를 높여 치료의 효율성을 향상시키므로서 암환자의 삶의 질을 향상시켰습니다. 그리고 치료 중단과 의인성 감염(醫人性 感染)[19]을 방지함으로써 의료 시스템의 비용을 절감하고 일반적인 사회 환경으로의 재통합을 유도합니다.

---

19) 병원 진료 시 감염

특히 종양학의 통합적인 개념의 기본 약물인 셀레늄 결핍의 보상을 위한 셀레나제(무기 아셀렌산나트륨)가 개발되어 사용됨에 따라 표준 치료의 효과를 낮추지 않고 치료 효과를 상승시키는 결과를 가져왔습니다.

- 면역체계의 안정화
- 마취 관련 라디칼의 결합화
- 세포정맥제의 부작용 감소
- 세포정맥제 내성 감소
- 방사선치료 부작용 감소
- 새로운 종양형성 예방
- 부종 감소 및 2차 림프부종 발생률 감소

다른 약학적 제제들, 예를 들어 면역 체계를 활성화하고 삶의 질을 향상시키며 통증을 완화시킬 뿐 아니라 특정 종양의 재발 없이 생존 시간을 연장하기 위한 것들도 종양학의 통합적인 개념의 일환입니다. 이외에도 일상적인 영양공급과 신체의 자연 방어를 위한 미량영양소와 아미노산의 조합의 형태로 제공되었습니다.

Q. 원료의약품의 GMP는 왜 중요한가요?

GMP시설의 구축은 의약품의 품질과 안전성에 가장 중요합니다.
독일에서는 2005년 가이드라인과 어플리케이션이 바뀌었고 아셀렌산나트륨과 다른 미량원소들을 혼합한 것이 연구되었습니다. 우리는 셀레나제를 시장에 출시하기 위해 아셀렌산나트륨을 개발하였습니다. 동시에 우리는 새로운 환경을 충족할 설비를 구축했고, 의약품 성분으로 특허 등록하였습니다.

Q. 이뮤노시아닌이 차세대 면역 암치료제로서 중요한 역할을 하는 이유는 무엇입니까?

이뮤코텔의 유효성분인 이뮤노시아닌은 부착된 당단백질로 인해 강력한 선천성 및 후천성 면역반응을 유도합니다. 이는 그 자체로 암과 싸우기 위해 면역 체계를 비특이적으로 활성화할 수 있습니다. 모든 고형암의 최대 90%는 Thomsen-Friedenreich(TF) 항원을 발현하는데, 이는 일반적으로(건강한 세포에) 숨겨져 있어 면역 체계에 접근할 수 없는 올리고당입니다. 이뮤노시아닌 표면에 많은 당 단백질을 발현시켜 당 단백질에 대한 강력한 항체 반응을 유도합니다. 이뮤코텔에 반응하여 생성된 일부 항체는 TF 항원에 대한 교차반응하며, 특히 면역계에 의한 파괴로 종양을 표시합니다.

이뮤코텔은 특이적이고 비특이적인 면역을 활성화시키고 TF 항원에 대한 암세포의 특이적 면역반응을 유도하여 암세포를 사멸시킵니다. 이뮤코텔은 현대적인 암 면역 치료 또는 예방의 판도를 바꿀 잠재력을 가지고 있습니다.

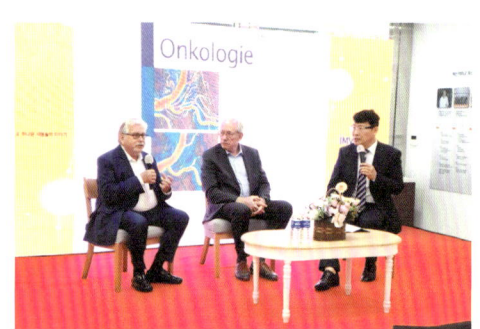 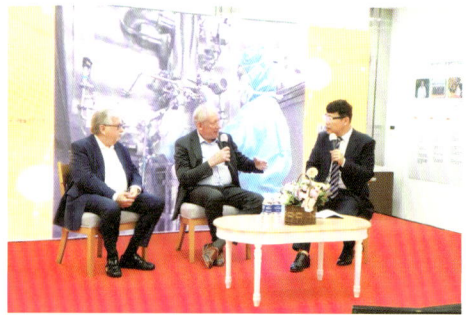

2

버섯 베타 글루칸을 암환자에게 접목한 첸시우난[20] 박사 이야기

질병을 치료하고 건강한 신체 기능을 유지하는 것은 고대부터 의학 발전의 주요 과제였습니다. 21세기 의학 연구의 고도화와 코로나19의 영향으로 글로벌 보건산업은 큰 파도를 일으키고 있습니다. 새로운 세대의 리더가 진정으로 새로운 시대의 흐름에 서서 미래의 흐름을 선도하기 위해서는 새로운 의료와 보건산업을 창출해야 합니다.

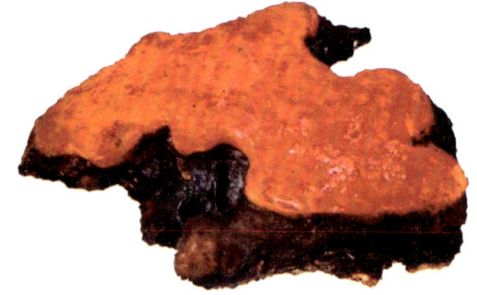

버섯은 동양과 서양의 전통 의학에서 널리 사용됩니다. 최근에는 다양한 버섯의 특수 추출물이 인간과 동물의 건강 상태를 개선할 수 있다는 많은 연구 결과가 확인되었기 때문에 세계 보건 분야 연구자들의 새로운 초점이 되었습니다. 암치료에서는 만성질환은 물론 재생의학까지 중요한 역할을 합니다. 이 복합 효과는 미래 제약산업의 새로운 표준일 뿐만 아니라, 미래 종합의료체계 구축을 위한 핵심기술이

---

20) 국립대만대학 생명과학대학 재직 종신교수(2006.08~) / 국립 가오슝대학 생명과학부 학과장(2001.08~2002.02) / 미국 오리건 주립대학교 미생물학부 부교수(1980.08~1981.07) / 영국 리버풀대학교 기생충학과 연구 조교 (1977.02~1979.03) [수상경력] 행정원 국가과학위원회 우수연구상·행정원 국가과학위원회 특별연구원·행정원 우수과학기술인재상·국가과학원 협의회 우수연구상·교육부 우수연구상·농업위원회 우수농업상,임원 위안:·Mr. Hou Jindui 문화 교육 재단 Hou Jindui Foundation 우수 연구 영예상·아시아 새우 연맹 회장·세계 동물 보건 기구(OIE) 아시아 태평양 지역 최고 위원회 위원

기도 합니다.

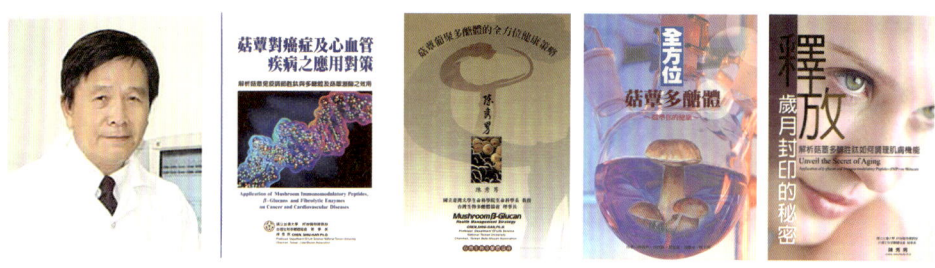

이러한 목표를 달성하기 위해 국립대만대학교 생명과학부 명예교수 첸시우난 (Chen Shiu-Nan) 박사가 이끄는 연구팀은 지난 40년간 수많은 노력을 투자해 왔습니다. Ganoderma lucidum, Antrodia Cinnamomea 등 다양한 약용버섯의 재배기술을 시작으로 약용버섯 글루칸, 트리테르페노이드 제품, 항암, 혈전용해 등 다양한 기능을 갖는 단백질의 추출 및 정제에 이르기까지 상업적인 대량생산을 개발하고 있습니다.

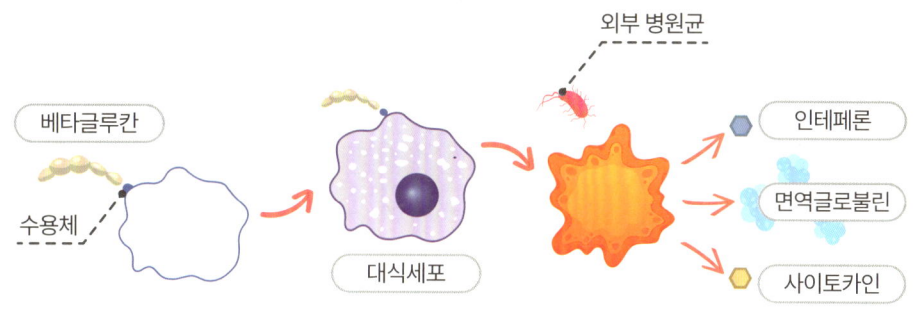

또한 의료용 정제 및 추출 기술, 완전한 건강 산업 솔루션 세트가 확립되었습니다. 첸 박사의 연구개발팀은 글로벌 시장의 요구에 더욱 집중하여 건강기능식품 원료생산, 관련 제품 공정기술, 의료소재 응용, 암 보조 치료제, 신약 응용 등 다양한 분야를 확립하고 있으며, 건강산업에 약용버섯의 적용을 확대할 계획이라고 합니다.

버섯 베타 글루칸과 미량원소를 활용한 암치료 이야기[토크 콘서트 현장속으로]

첸시우난 박사

　지금까지의 암의 치료는 암 조직을 가장 먼저 수술적으로 제거하는 것에서부터 시작됩니다.

최근 수십 년 동안 화학 요법, 또는 추가 표적 약물 요법, 방사선 요법, 전자 요법(중성자 및 양성자 방사선) 또는 면역 요법이 치료에 있어서 나름대로 장점이 있지만 극복할 수 없는 사각지대와 단점이 있습니다. 이들 치료 기술은 원발성 암에 대해서는 좋은 치료 효과가 있지만, 악화 및 증식으로 인해 전이되는 암세포에는 효과적이지 않습니다. 그리고 이러한 치료들은 치료 후에도 참을 수 없는 신체적, 정신적 고통을 많이 남기는 경우가 많습니다.

예를 들어, 표적 약물이나 방사선 요법은 조직과 기관을 손상시키고 병변 이외의 신체 부위에 심각한 손상을 입힐 수 있습니다. 원발성 암에는 면역세포치료가 효과적이지만, 사용된 외래 면역세포가 인체 순환계를 거쳐 혈관과 림프계로 이동하면 면역세포가 걷잡을 수 없이 증가하고 정상 장기에 손상을 입힙니다. 전자치료는 치료 중 부적절한 에너지 조절로 인해 정상조직에 손상을 주거나 암환자의 사망까지 초래할 수 있습니다.

　수년에 걸쳐 우리는 버섯 베타 1-3,1-6, D-글루칸, 아연, 게르마늄 또는 셀레늄과 같은 미량 원소 및 그 화합물과 같은 경구 면역 조절 또는 강화 물질을 집중적으로 연구해 왔으며 이러한 면역 조절 물질이 암치료에 예상치 못한 치료법과 예방이 가능해졌습니다.

가장 중요한 것은 신체 자체의 면역력을 높여 원발성 암을 효과적으로 치료할 수 있다는 점이며, 암세포의 퇴화 및 전이 발생을 예방할 수 있다는 점입니다. 위의 현상은 모두 장기간의 임상시험을 통해 확인되었습니다. 현대 암 과학 연구에서는 암세포가 다른 장기로 전이되는 것이 암으로 인한 사망의 가장 중요한 원인임을 확인했습니다. 그리고 면역조절 및 미량원소 요법을 사용하면 위에서 언급한 요법으로 인한 부작용을 예방할 수 있습니다. 이러한 면역 강화 물질을 정통적이고 값비싼 의학적 방법과 결합하여 사용할 때, 우리는 두 가지가 상호 보완적인 효과를 가지며 암치료에 있어서 예상치 못한 결과를 가져온다는 사실도 발견합니다.

최근에는 버섯 베타 1-3,1-6, D-글루칸을 정제하고 이를 고도로 정제하여 원발성 암치료 및 암 예방에 성공하고 있습니다. 암치료 시스템에 버섯 베타 1-3,1-6, D-글루칸 도입의 장점은 다음과 같다.

- 면역 강화 및 생리 기능 조절을 활용하여 악성 종양 세포의 변형 및 전이를 효과적으로 억제할 수 있습니다.
- 생리적 기능의 회복과 강화를 통해 환자의 신체 기능을 강화하고, 항암치료와 방사선치료가 환자의 신체에 미치는 해로움을 줄이기 위해 방사선치료를 효과적으로 시행할 수 있도록 합니다.

D-Glucan은 버섯베타 1-3,1-6의 장점을 활용하여 수술 전 환자의 체력을 비축하여 수술로 인한 부상에 대비하고, 수술 후 환자의 회복의 질을 향상시키며, 수술 효과를 강화시킵니다. Mushroom Beta 1-3,1-6, D-Glucan은 암치료에서 약물의 효능을 향상시키기 위해 면역치료제, 표적치료제 등 신약 적용 과정에서 보조 도구로도 사용될 수 있습니다.

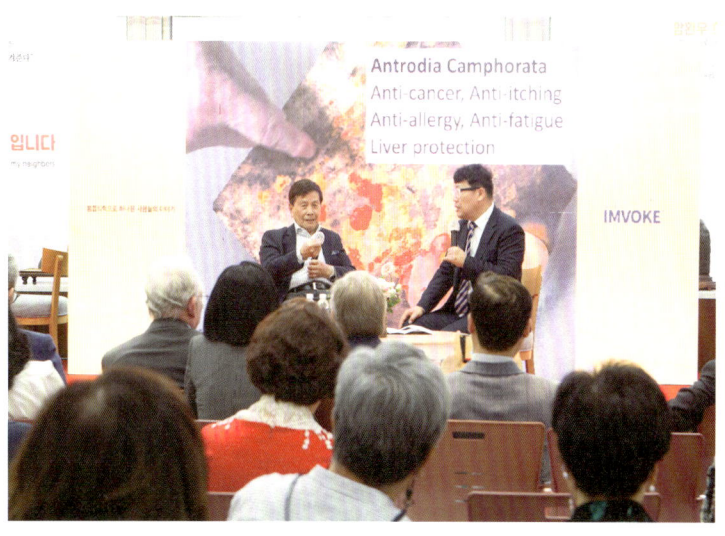

3

임보크 PBM 전신온열기 이야기

1) 온열치료의 역사

인류는 4,000년 전부터 질병을 치료하기 위한 수단으로 열을 활용하였고, 의학의 아버지 히포크라테스는 '열로 치료되지 않는 병은 치료가 불가능하다.'라고 서술하였다. 또한 Dr. Wagner(1857-1940)는 1927년 열을 이용해 말라리아를 치료하여 노벨상을 받는 등 열은 질병의 치료에 중요한 역할을 하고 있다.

인위적으로 심부의 온도를 올릴 수 있는 방법은 약물을 주입하여 인체가 자체적으로 열을 발생시키도록 도와주는 방법(Active hyperthermia)과 전신온열치료 또는 국소온열치료기 등을 이용하여 외부에서 열을 직접 주입시키는 방법(Passive hyperthermia)이 있다.

외부에서 열을 주입시켜 질병을 치료하는 방법은 인류 최초로 전자현미경을 발명한 독일의 아덴박사(Dr. Manfred von Ardenne, 1907-1997)가 1965년 전신 온열기를 만들면서 발전되기 시작하였고, 이후 아덴박사는 전자기파를 이용한 국소온열치료기(1978년)와 국소와 전신이 결합된 온열치료기(1981년)를 발명하며 심부의 온도를 이용하여 암을 치료하는 방법들이 의학계에서 본격적으로 연구되기 시작하였다.

2) 종양학에서 온열치료적 접근

통합의학적 암치료를 위해 온열치료를 발전시킨 하거 박사

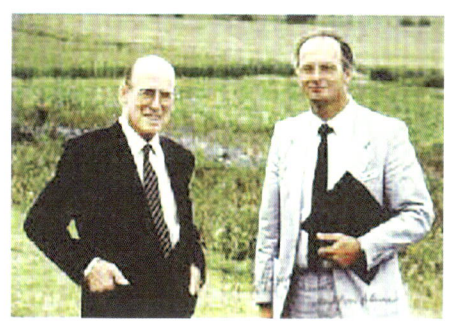

아덴 박사의 온열치료기가 종양학에서 치료 개념으로 발전된 것은 통합의학의 선구자 하거 박사의 연구와 노력으로 이루어졌다.

하거 박사는 특정 한 가지 치료법만으로는 결코 암을 치료할 수 없다는 임상적 경험을 토대로 다양한 온열치료와 항암치료, 생물의학적 치료 등을 결합한 '통합의학적 암치료' 컨셉을 정립하였다. 이러한 하거 박사의 개념은 현대의학적인 치료의 효과를 배가시키고 부작용을 줄여줌으로써, 암환자의 생명연장과 삶의 질을 향상시킬 수 있다는 것을 입증하였다. 하거 박사는 다양한 온열치료 방법과 치료기 개발에 참여하였고, 그 결과를 많은 학회에 발표하며 온열요법의 효과를 증명하고 알렸다. 특히 박사는 표면온열치료(Surface Hyperthermia)를 시행하였다.

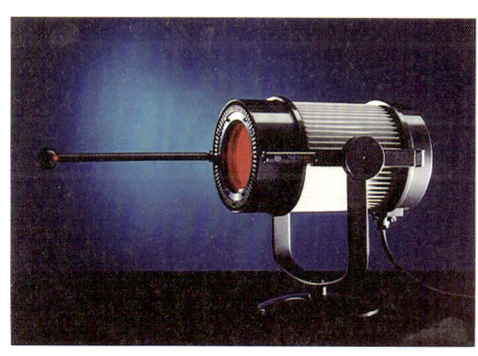 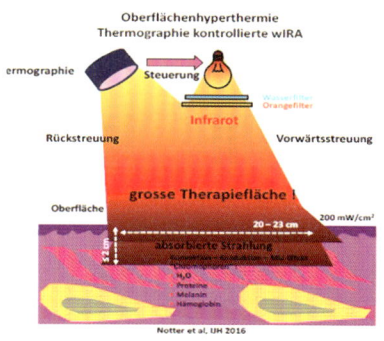

표면온열치료기에 부착된 할로겐 램프의 온도를 낮추기 위해 물로 필터링하면 적외선A를 얻게 되는데 대부분 780~1430나노미터의 범위이다. 적외선 A는 피부를 통과하기 때문에 화상을 입지 않고 피부 아래의 종양세포에 침투할 수 있다. 이러한 방법은 스위스의 Dr.Nottor가 개발한 것으로 항암치료가 어려운 환자에게 방사선 치료 후 적외선 A 방사선을 이용해 20cm 정도의 표면에 43℃의 열을 60분간 주입한 결과 큰 효과가 있다는 것을 밝혔다. 이것은 종양이 국소적으로 표면에 있을 때 굉장히 효과적이다.

종양학에서 온열치료의 시너지 효과

하거 박사는 비오메드 클리닉에 국소 심부온열요법(THT), 전신온열요법(WBH), 표면고열요법(OHT), 항암치료와 온열치료의 병행요법(ICHT) 등의 다양한 온열치료를 시행하였다. 그 임상결과를 토대로 2000년도에 ICHS(세계온열학회) 컨퍼런스에서 온열치료에 대해 발표하였다.

● **열과 온열치료의 효과**

암환자는 정상인에 비해서 체온이 낮기 때문에 다양한 방법을 통해서 심부 체온을 올려주는 노력이 반드시 필요하다. 열은 혈액순환을 촉진시켜 세포 안으로 영양분과 산소를 공급하고 대사 후 대사산물의 배출을 돕는 해독 기능을 촉진시킨다. 혈액순환은 세포 내 대사를 최적화시켜 세포를 재생(복구)하는 모든 과정에 관여하기 때문에 체온이 1℃만 올라도 세포의 대사 속도 및 회복속도는 30% 향상된다. 또한 열은 영양소의 생체흡수율와 면역세포의 식균작용을 증가시키기 때문에 38℃ 이상으로 체온이 향상되면 암세포의 발생이 억제된다.

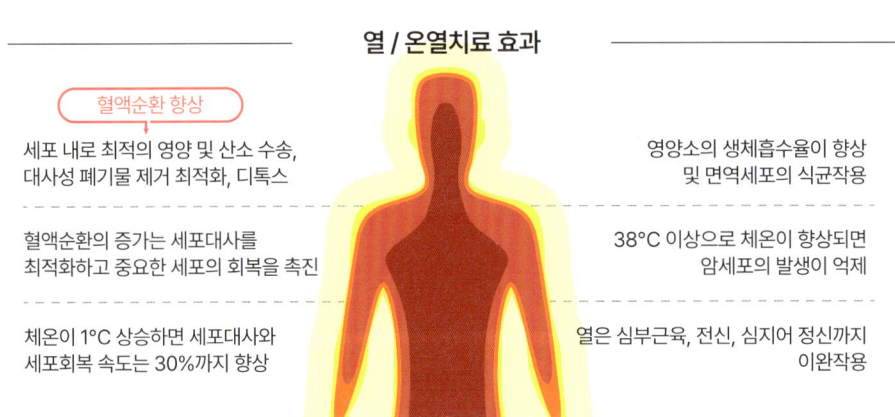

● **암치료와 온열치료의 병행은 암세포의 영양 변화에 대한 세포의 생물학적 가용성을 증가시킨다.**
온열치료의 병행은 암세포 내부로 항암제와 생물학적 제제들의 유입량을 증가시켜 암세포의 자멸을 유도할 수 있다. 또한 NK 세포 및 대식세포들의 식균작용을 증가시켜 직접적으로 암세포를 괴사시킬 뿐만 아니라 근육 이완 및 신체와 정신 안정화에 효과를 얻을 수 있다.

● **하거 박사는 온열치료와 세포성장억제 항암제의 병용은 항암제의 세포 내 대사량을 증가시키고 약물의 반응속도를 증가시킨다고 하였다.**
현대의학적 암치료법인 항암제와 방사선 치료를 통해 암환자들의 혈관세포는 파괴되어 혈류량이 감소하고 대사량이 저하된다. 이러한 결과는 면역의 저하로 이어져 많은 합병증과 부작용의 원인이 된다.

암환자의 온열치료 목표 체온별 주요생리효과

심부 온도를 높이기 위한 목적으로 다양한 온열치료들이 개발되고 병행되어야 하는 이유는 목표 온도에 따라 인체와 암세포에 작용하는 기전이 다르기 때문이다. 전신 온열치료는 혈관에 광에너지를 흡수시켜 혈관이 확장되면 혈류량 및 대사량, 산소포화도 등이 증가되어 면역기전이 강화되는 등 인체 자체의 암치료 기전을 촉진시키는 것을 목표로 하는 반면, 국소 온열치료는 암세포의 직접 괴사 및 관해를 목표한다.

	전신온열치료 38-42°C		국소온열치료 42-50°C		하이푸 <100°C	
Temperature / Effect	moderate 38.0 - 40.0°C	imetermediary 40.0 - 41-5°C	extreme 41.5 - 44.0°C	ablative <45.0°C	extreme-ablative <100°C	
혈류량	↑	↑ t ↓	↓↓	↓↓↓	↓↓↓↓	-necrosis
혈관	↑	↑	↓	↓↓↓	↓↓↓↓	-necrosis
신생혈관	↓	↓	↓↓	↓↓↓	↓↓↓↓	-necrosis
해당과정	(↑)	↑	↑↑	↑↑↑	↓↓↓↓	-necrosis
대사량	↑↑	↑	↓	↓↓↓	↓↓↓↓	-necrosis
투과성	↑	↑↑	↑↑	↑↑↑	↓↓↓↓	-necrosis
산소포화도	↑	↑ t ↓	↓↓	↓↓↓	↓↓↓↓	-necrosis
조직산증	(↑)	↑	↑↑	↑↑↑	↓↓↓↓	-necrosis
세포골격	=	=	↓	↓↓↓	↓↓↓↓	-necrosis
거대분자	=	=(↓)	↓	↑↑↑	↓↓↓↓	-necrosis
활성산소	=	=	↑↑	↑↑↑	↓↓↓↓	-necrosis
유전적 조절	↑/↓	↑↑/↓↓	↑↑↑/↓↓↓	-	↓↓↓↓	-necrosis
DNA 복구 메커니즘	↑	↑↓	↓	↓↓↓	↓↓↓↓	-necrosis
생물 에너지	=	=	↓	↓↓↓	↓↓↓↓	-necrosis
암세포괴사 / 관해	Ø	Ø	±	+++	↓↓↓↓	-necrosis

	Potentiation 상승작용				Reduction 완화				Elimination /Disturbance	
	신진대사 (Metabolism)	면역시스템 (Immune System)	디톡스 (Detoxification)	생기 (Life Situation)	항염증 (Anti-Inflammatory)	통증 (Pain Processes)	스트레스 (Stress Potential)	독성화 (Toxification)	암세포 (Cancer Cell)	종양성장 (Growth of Tumors)
HIFU	-	+	-	-	-	-	+	-	+++	+
국소 온열치료	+	++	+	+	++	++	++	++	+++	++
전신 온열치료	++	++	++	+	++	++	++	++	++	++

암치료에 있어서 전신온열치료의 포지션 및 임상적 효과

암치료에 있어서 전신온열치료는 암세포 파괴, 해독작용, 염증 감소, 면역체계 강화, 신진대사 촉진 및 스트레스 감소 등 암치료의 6가지 접근에 있어서 모두 사용되는 핵심 치료법이다.

암환자에게 있어 국소와 전신온열치료를 비롯한 종양학적 천연 제제, 비타민, 미네랄의 보조적인 사용 등 생물학적치료의 병행은 시너지효과가 매우 높으며, 암세포를 보다 효과적으로 제어할 수 있다.

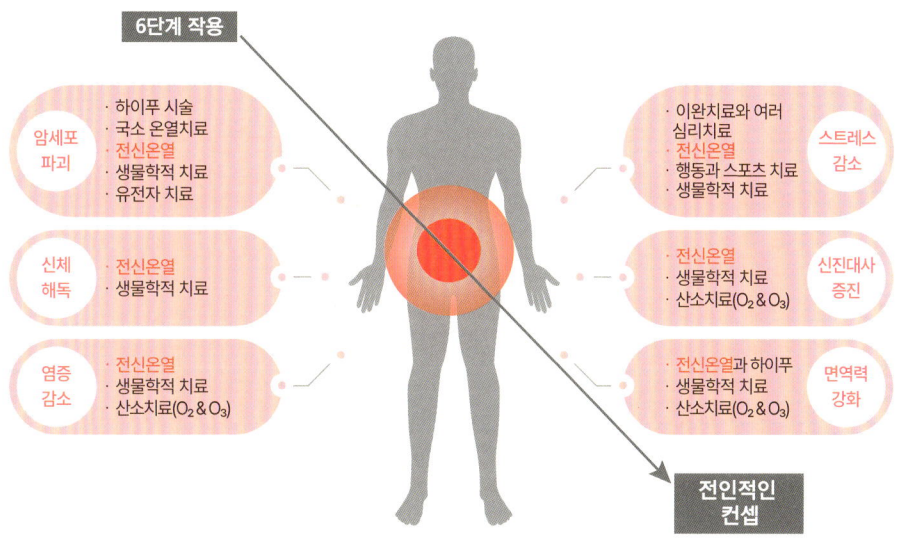

3) 근적외선 전신온열기 개발 역사

아덴박사(Dr. Manfred von Ardenne)는 전신에 온도를 전달하기 위해서 할로겐 램프를 물로 필터링 한 하이드로 라이트 기술을 활용하여 전신 온열기를 최초로 개발하였다.

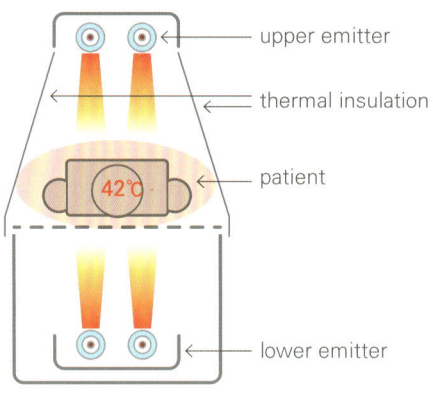

① Iratherm 1000

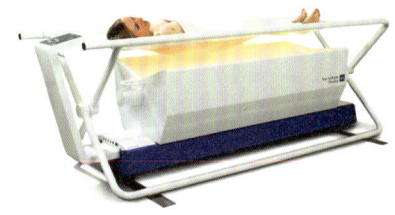

　최초의 근적외선 전신온열치료기로 개발된 것은 'Iratherm 1000'이다. 이 장비는 누워있는 환자 아래에서, 물로 필터링 된 가시광선과 근적외선이 조직 깊숙이 침투하여 혈관에 에너지가 흡수되게 하는 방식이다.

② Heckel HT2000

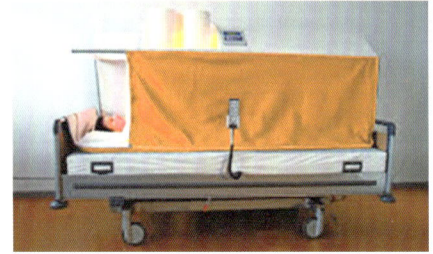

　'Heckel HT2000'은 직사각형 텐트로 밀폐된 침대에 환자를 눕히고, 4개의 라디에이터로부터 짧은 파장대의 적외선 A/B를 조사한다. 이 전신온열기는 암환자들의 열손실을 막아 상승된 체온을 유지할 수 있

었으나, 치료 시간 동안 환자들은 움직일 수 없었다. 또한 높은 열 스트레스(Heat Stress)와 치료 후 처리에 많은 어려움이 있었다.

③ **닥터온코디톡스챔버**

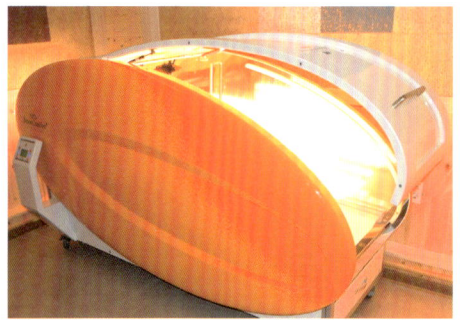

최초의 챔버형 전신온열기이다. 이 장비는 기존의 환자들이 한 자세로 장시간 누워있어야 하는 불편감을 해소시켰다.

④ **임보크 PBM 전신온열기**

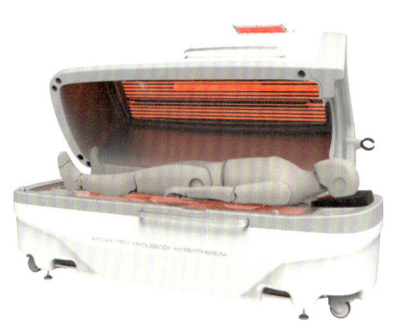

빛과 열을 융합한 전신온열기로 일라이트 발열망을 활용한 원적외선과 LED 근적외선의 빛을 파장별로 모듈화시켰다. 전신온열기의 목적은 심부의 온도를 39~40℃로 상승시켜 면역을 활성화시키고 근적외선을 활용한 빛을 심부에 투과시켜 혈관을 확장시키고 혈류량을 증가시킴으로서 항암제 효과를 배가시킬 뿐 아니라 현대의학적 부작용을 최소하시키는 것이다.

4) 근적외선이란?

빛의 스펙트럼에서 적색 바깥쪽을 적외선이라 하는데 적외선은 가시광선보다 파장이 길다.

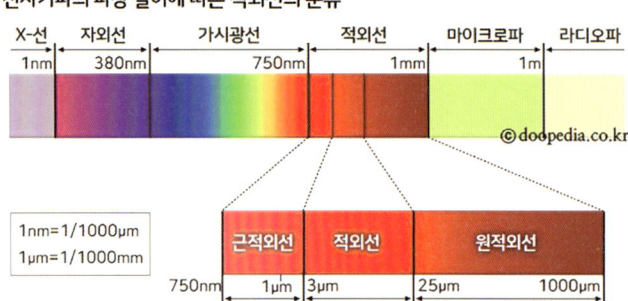

TV 리모컨은 적외선 빔이 탑재되어 있고 패스트푸드점은 적외선을 이용해 감자튀김을 따뜻하게 유지한다. 사우나에서 사용되는 원적외선은 라디오 주파수와 같은 모양의 파장으로 근적외선보다 파장이 훨씬 크다.

일상생활에서 활용되는 적외선과 치료에 사용되는 적외선은 다르다. 치료에 적합한 빛 에너지는 근적외선이다. 근적외선은 적색 파장과 가까이 있는 파장으로 인체는 적색 파장을 볼 수 있지만 근적외선은 인체의 시력으로 볼 수 없다. 많은 특정 파장 대역의 가시광선과 근적외선 조사가 치료 내지 건강에 유익한 증거가 될 만한 방대한 임상 연구논문이 몇십 년간 약 4,800여 건 출간되었다.

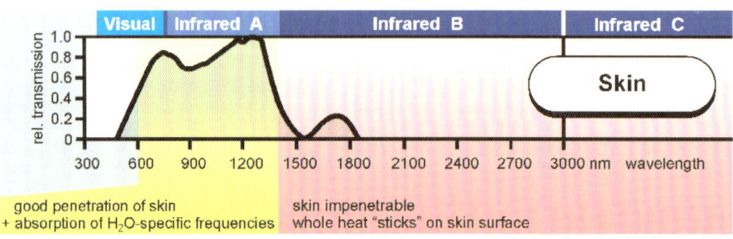

피부를 깊숙이 투과 할 수 있는 근적외선은 치료적인 목적으로 적합하다. (Med.ardenne.de, 2018)

근적외선은 피부를 투과한다.

빛은 양자에너지의 단위인 포톤(Photon) 으로 구성되어 있다.
포톤은 특정한 파장과 색을 발생시키는데 그 발생 인자에 상관없이 동일한 에너지를 가지고 있다. 근적외선은 가시광선보다 훨씬 에너제틱하고 반사와 흡수에 덜 저항적이어서 피부조직 깊숙이(20~100mm) 투과해 들어간다. 적혈구와 같은 붉은 세포들은 근적외선을 쉽게 흡수하기 때문에 인체의 어느 곳이든 근적외선은 피부 깊이 침투하여 혈관벽의 내피세포에서 산화질소를 생성한다.

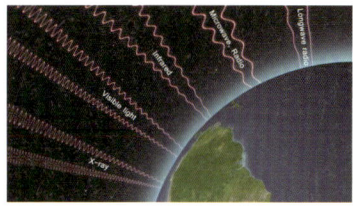

지구에 조사되는 다양한 빛 에너지 / 피부 깊숙이 침투할 수 있는 근적외선

다른 파장에 따른 빛의 피부 투과성
- 파란빛: 2-3mm
- 빨간빛: 8-10mm
- 근적외선: 20-100mm

근적외선은 혈관을 투과하여 산화질소 분비를 촉진한다.

혈관에 도달한 근적외선은 적혈구로부터 산화질소를 분비시키는데 산화질소는 혈관을 확장시켜 짧은 시간대에 드라마틱한 순환의 변화를 보게 된다.

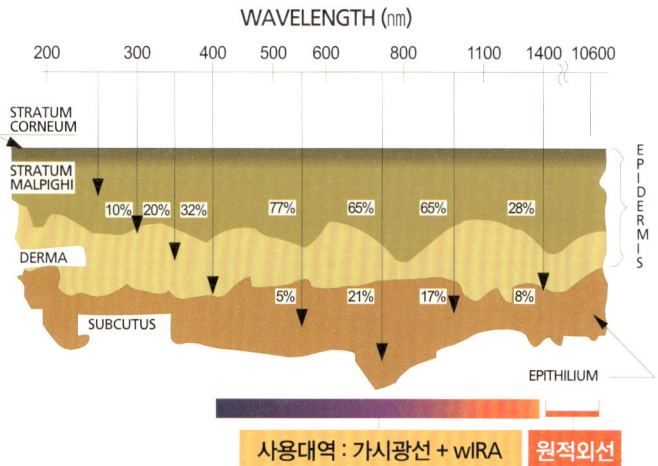

혈관이 손상되었거나 뇌출혈, 심장마비 같은 혈액이 순환되지 않는 조직의 주변을 주변경색(Peri-infarction)이라고 하는데, 주변경색은 산화질소에 반응하고 조직 내 혈류량의 증가로 이어진다.

또한 염증 감소, 림프 배출 증가, 백혈구의 활동 증가를 통한 노폐물의 빠른 배출을 돕는다. 신경세포에 놀라운 효과를 보이는 것은 근적외선의 광자극이다. 근적외선은 통증 신경 섬유를 진정시켜 통증을 완화시킬 수 있다.

5) 일라이트를 활용한 원적외선

원적외선

적외선 중에서 가시광선에서 가장 멀리 떨어진, 파장이 좀 더 긴 것을 원적외선이라고 한다. 원적외선의 가장 큰 특징은 열작용이 크며, 침투력이 강하여 우리의 피부에 따뜻한 느낌을 전달해 주는 성질이 있다.

원적외선의 열작용은 각종 질병의 원인이 되는 세균을 없애는 데 도움이 되고, 모세 혈관을 확장시켜 혈액 순환에 도움을 주기도 한다. 이 밖에도 땀을 내거나 통증을 완화시키는 데 효과가 있으며, 중금속 제거, 숙면, 탈취, 곰팡이 번식 방지, 공기 정화 등의 효과가 있어 주택 및 건축 자재로도 쓰이고 있다.

일라이트의 온열효과

일라이트는 중국 약물학서적인 신농보존경과 조선시대의 동의보감에서 언급된 견우모, 운모 형태의 광물이다. 일라이트는 외부 반응 없이도 자체적으로 인체에 유익한 음이온과 원적외선을 발생시켜 혈액순환과 세포를 활성화시켜 면역을 증가시키는데 도움을 준다. 또한 노폐물을 제거하는 디톡스는 물론 면역강화에 강력한 시너지 효과를 준다. 그리고 유해 물질인 중금속과 유해가스, 노폐물을 빠르게 흡수하고 배출하여 악취를 없애준다.

일라이트 광물에 온열을 가하게 되면 일라이트의 원적외선 방사량이 최대치에 도달하여 인체의 고유 파장인 940나노미터와 매우 근사한 파장대를 지니게 된다. 이 파장들의 시너지 작용으로 열에너지가 생성되어 온열효과를 발생시킨다.

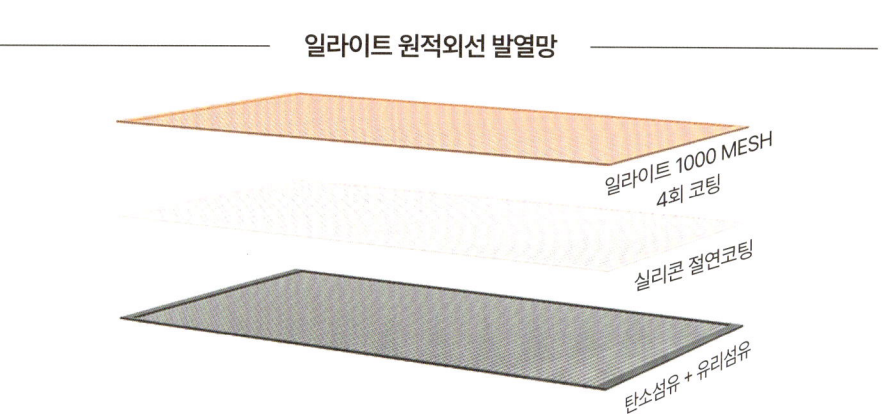

일라이트 원적외선 발열망
- 일라이트 1000 MESH 4회 코팅
- 실리콘 절연코팅
- 탄소섬유 + 유리섬유

6) 임보크 PBM 전신온열기(IMVOKE PBM whole-body hyperthermia)

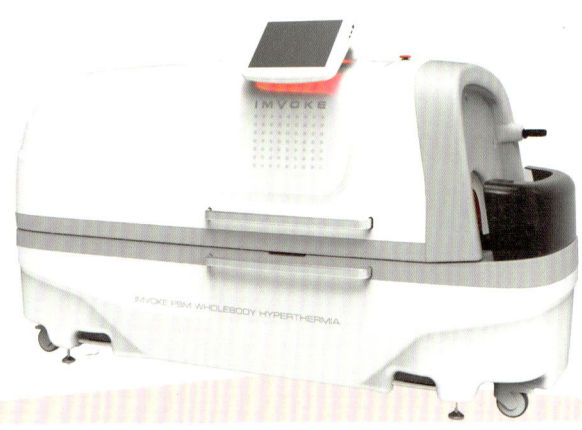

LED 근적외선 램프를 모듈화시켰다.

인체 피부를 가장 깊이 투과하는 근적외선 파장인 620, 810, 940, 1200 나노미터의 LED 램프를 모듈화시켰다.

발열체로 일라이트 원적외선을 활용하여 심부의 온도를 안전하게 상승시킨다.

일라이트는 인체의 파장과 같은 원적외선 방사에너지를 가지고 있으며 인체 침투력이 크다. 원적외선 에너지는 피부 표면의 0.2cm 깊이에서 대부분 흡수되어 열로 변하고 그 열이 심부까지 전달된다. 원적외선을 활용한 온열요법은 저온 방사열로 체온을 상승시킴으로써 열감이 부드럽고 맥박 상승이 급격하게 이뤄지지 않아 안전하다.

항암제 및 생물의학적 제제의 투여가 가능하다.

암환자는 정상인에 비해 더 많은 생리활성물질이 필요하며, 현대의학적 치료 과정에서 유발된 부작용과 합병증으로 인해 영양의 흡수이용률이 저하되어 그 요구량은 증가되어 있다. 따라서 암환자 맞춤형 생리활성물질의 투여는 암환자의 대사기능을 활성 시키고 면역기능을 향상시킬 수 있다. 또한 대사작용이 활성화되면 더 적은 항암약물로도 높은 치료 효과를 기대할 수 있다.

빨래를 쉽게 해보고자 하는 발상으로 개발된 세탁기는 1969년 출시된 금성백조 세탁기에서부터 시작하여 현재는 버튼 하나로 세탁에서부터 건조까지 이뤄지고 세탁물의 특성에 따라 맞춤형 세탁까지 가능하게 함으로써 시간과 공간을 절약할 수 있게 되었다.

이와 같이 임보크 PBM 전신온열기는 체온을 상승시키기 위해 개발된 초기의 전신온열기를 토대로 정상인에 비해 낮은 체온과 심각한 혈액순환 장애, 독소배출 장애를 가지고 있는 암환자의 특징을 반영하여 연구 개발되었다.

임보크 PBM 전신온열기는 ① 피부 깊이 침투될 수 있는 파장대의 LED 램프를 모듈화시켜 혈관을 확장시켜 혈류량을 증가시키고, ② 일라이트 원적외선을 활용하여 저온 방사열로 심부의 온도를 안전하게 올렸으며, ③ 치료 과정 중 세포 내 영양변환이 잘 이뤄질 수 있도록 항암제 또는 생물의학적 치료와 병행하여 세포 대사활동을 촉진시키고 면역기능을 활성화시키기 위한 목적으로 개발된 암환자 맞춤형 전신온열기이다.

제 4 장

2023 임보크
암환우 희망 토크 콘서트

2023 임보크
암환우 희망 토크 콘서트
통합의학으로 하나 된 사람들의 이야기

일시 : 2023. 06. 17(토요일), 13:00~17:00
장소 : Dr.Hager 기념병원
주관 및 주최 : 한독생의학학회, 전남방송

	01/ 『암환우와의 아름다운 동행』 북 콘서트 및 전신온열기 신제품 발표	진행: 장헌일 이사장(암환우희망재단)
13:00~13:50	**암환우와의 아름다운 동행의 이야기** · Dr.Hager와의 운명적인 만남, 약속 그리고 암환우의 희망 이야기	강종옥 박사 (한독생의학학회)
	근적외선 온열치료기의 개발 배경 및 특허 이야기 · 근적외선 온열치료기의 개발 배경 · 근적외선 온열치료기의 기술적인 노하우 그리고 전망	강종옥 박사(한독생의학학회) 김원준 교수(리더스특허법률사무소) 임정수 대표(㈜보종엠씨)
	02/ 암환우에게 희망과 용기를 불러일으켜 주다	진행: 박진영 아나운서(공감커뮤니케이션 연구소장)
14:00~15:50	**통합적인 암치료가 답이다** · 58년간 현대의학적 암치료 경험을 통해서 '통합의학적 암치료가 답'이라는 결론을 내린 이야기 · 암치료의 주체는 암환자이다. · 상경원 인터메드요양병원을 통해 환자를 치료한 경험이야기	김승조 박사 (상경원 인터메드)
	통합의학적 암치료 빠르면 빠를수록 예후가 좋다 · 통합의학적 암치료는 왜 필요한가? · 암세포의 면역회피기전을 제어하기 위한 방법 · 통합의학적 암치료를 통해 희망을 가진 암환우 이야기 (진단 직후의 갑상선암, 신장암, 3개월 시한부 간암, 수술이 불가능한 췌장암, 과도한 방사선치료로 폐섬유화가 진행된 말기 폐암, 간과 뼈로 전이 된 유방암 등)	박성주 진료원장 (Dr.Hager기념병원)
15:50~16:00	**축하공연**	
	03/ 통합의학으로 하나된 사람들의 이야기	진행: 박진영 아나운서(공감커뮤니케이션 연구소장) · 통역: 장바울
16:00~17:00	· '종양학의 통합의학적 개념(IKO)'를 정립하여 독일 및 오스트리아 종양학회 합의문서로 출판한 이야기 · 핵심물질인 셀레나제와 이뮤코텔을 연구개발한 이야기	독일 비오신 (biosyn Arzneimittel GmbH) 창립자 토마스 슈티펠 박사, 창립자 오트윈 코트뷔츠 대표

	· 국립 타이완 생명과학대학 종신교수로써 미국 오리곤 주립대학
	  미생물학 교수 및 영구 리버풀 대학 기생충학 연구 교수를 거쳐
	  베타 글루칸을 연구/개발하여 혁신적이고 통합적인 컨셉에 제공
	  하게 된 이야기
		첸시우난(Shiu-Nan Chen)
		박사

	Dr.Hager Awards 시상 · 혁신적이고 통합적인 암치료로 암환우에게 용기와 희망을 이어가는 사람들에게 '공로부문'과 '희망부문'으로 하거상 수여	

원활한 행사 진행을 위해 프로그램은 변경될 수 있습니다.
암환우에게 희망과 용기를 불러일으켜 주다(14:00~16:00) 는
유튜브 '임보크' 채널을 통해 생방송 시청 가능합니다.

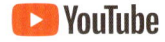 임보크

통합의학으로 하나된 사람들의 이야기

2023 임보크 암환우 희망 토크 콘서트

임보크는 혁신적이고 통합적인 암치료 컨셉으로 25년의 역사를 가지고 있습니다.

임보크 토크 콘서트는 지난 25년간 경험과 치료 이야기들로 구성되어 있는 의사와 환우의 소통의 공간으로 수많은 암환우들의 희망과 용기를 불러일으키고 있습니다.

2023 임보크 암환우 희망 토크 콘서트는 통합의학으로 하나된 사람들의 이야기 입니다. 환자중심의 통합의학적 암치료에 대한 하거박사의 철학과 정신을 계승하기 위해 노력해온 한독생의학학회는 암환우들에게 희망과 용기를 주기 위해 암환우 희망 토크 콘서트를 기획하였습니다. 임보크 암환우 희망 토크 콘서트는 매년 발전된 모습으로 진행될 예정으로 현장 사진을 통해 당시의 생생한 현장으로 안내합니다.

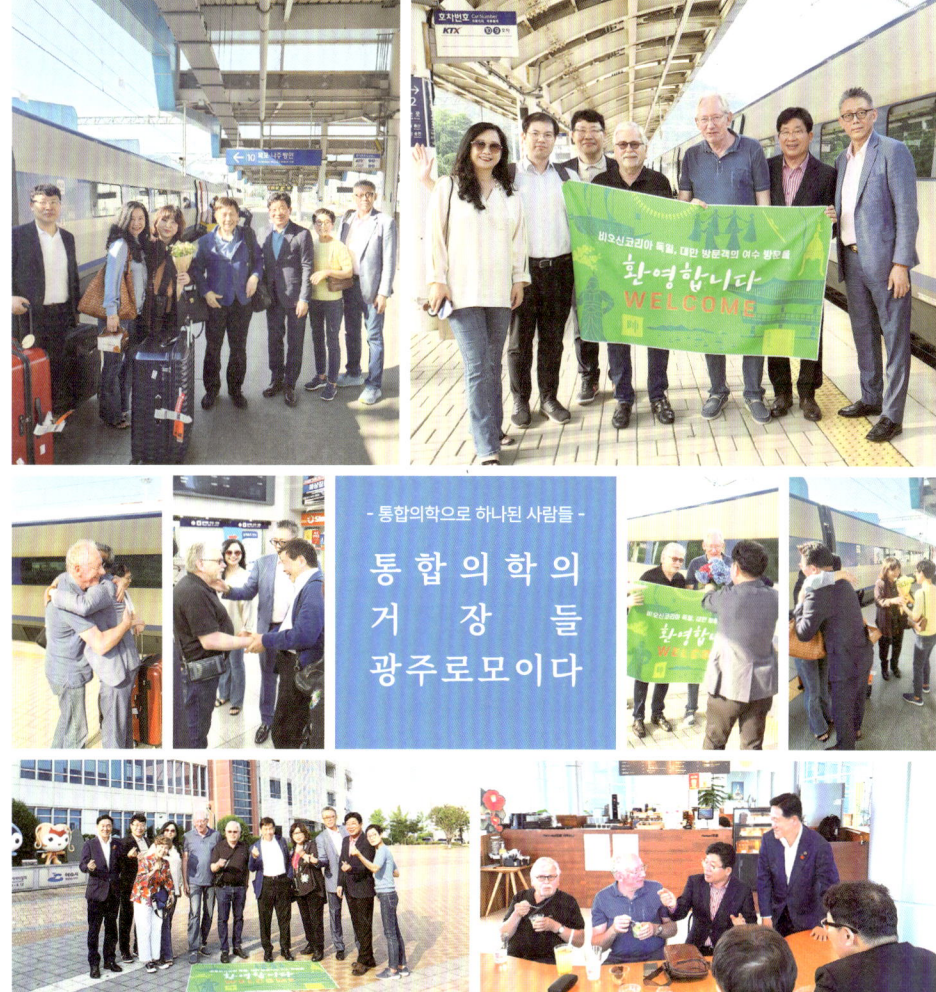

콘서트를 앞두고 한국에 도착한 독일과 대만의 참석자의 여독을 풀고, 한국의 아름다운 자연 경관을 전달하고자 여수를 방문.

2023 암환우 희망토크 콘서트

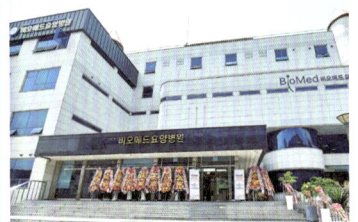
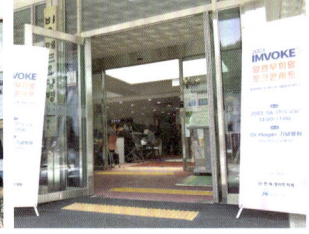

> Dr.Hager 기념병원

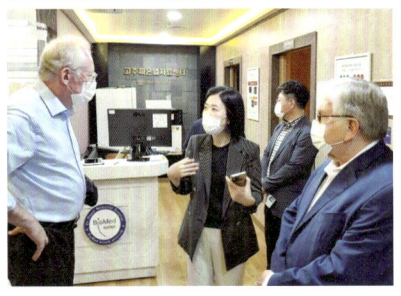
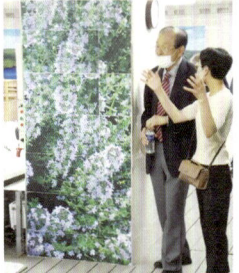
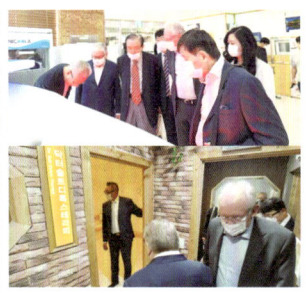

> 암환우 희망 토크 콘서트

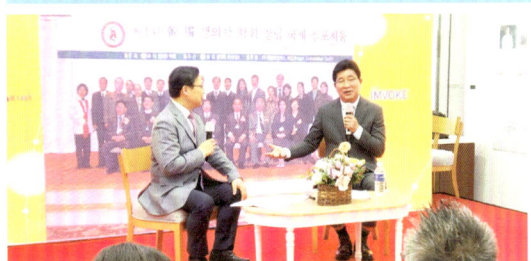
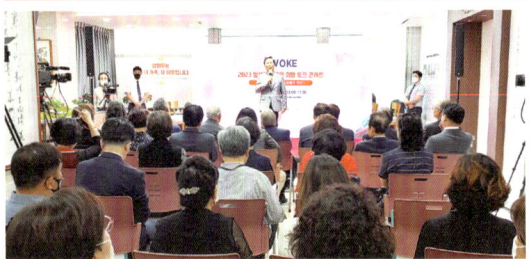

통합의학으로 하나된 사람들의 이야기인 「2023 임보크 암환우 희망 토크 콘서트」는 윤장현 원장 (제주선한병원 대표원장)의 축사로 시작되었으며, 25년간 암환우와 아름다운 동행을 통해 하거박사의 철학과 정신을 계승하고 있는 강종옥 박사와 국내 통합의학의 거장 김승조 박사, 박성주 원장 그리고 종양학의 통합적인 개념(IKO)를 정립한 독일 비오신의 창립자인 토마스 슈티펠 박사와 오트윈 코트뷔츠 대표, 베타글루칸을 통해 암환우들에게 희망을 주고 있는 첸시우난 박사 등이 초청되어 다양한 정보제공을 통해 암환우들에게 희망과 용기를 주었습니다.

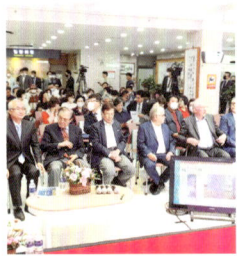
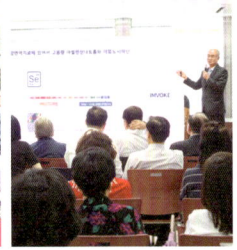
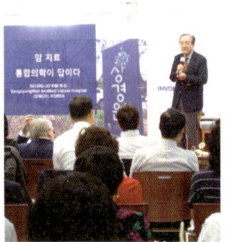
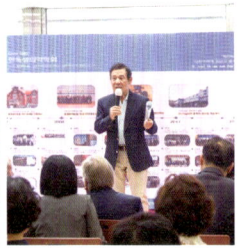

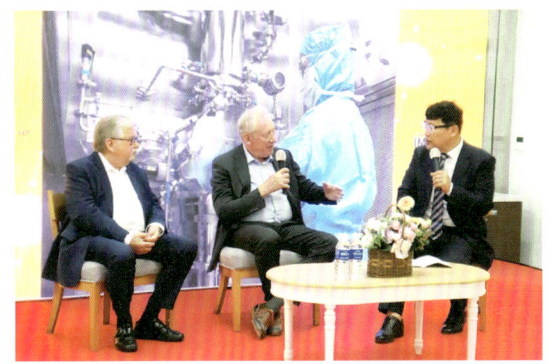

이날 행사의 하이라이트는 통합의학적 암치료를 통해 희망을 되찾은 암환우들이 직접 참여하여 자신들의 경험 이야기를 전달하므로써 참여한 수 많은 암환우와 가족들에게 용기와 희망을 주었습니다.

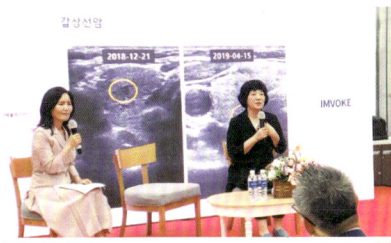
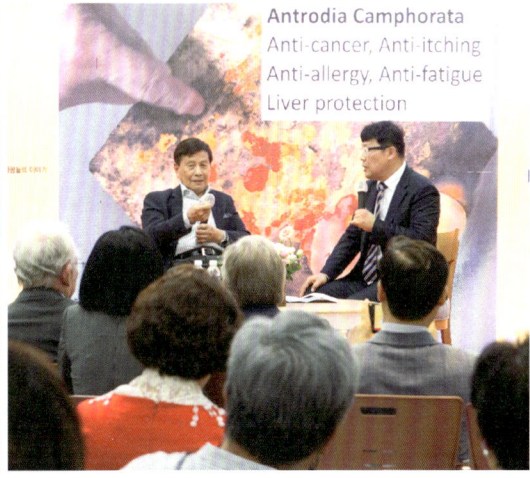
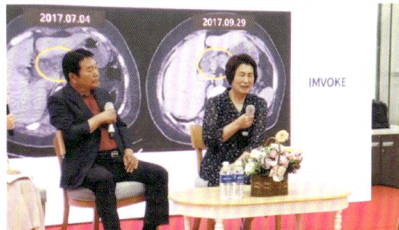
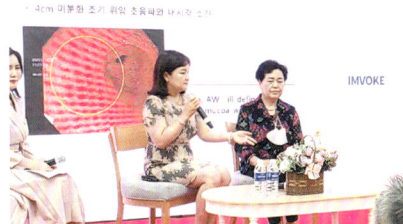
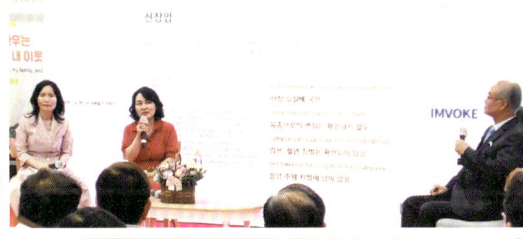
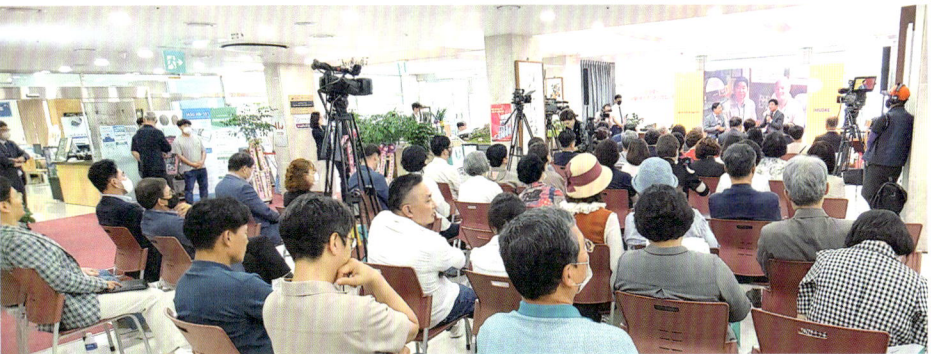

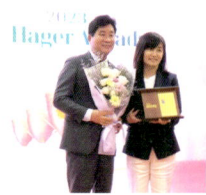 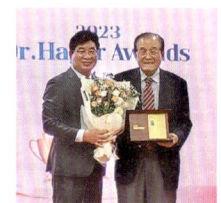

한독생의학학회는 2017년 Dr.Hager 기념병원을 설립하여 혁신적이고 통합적인 암치료 컨셉의 모델을 만들고 적용시킴으로써 많은 암환우들의 희망과 용기를 제공하고 있습니다.

특히,
2023년 암환우 희망 토크 콘서트에서는 하거 박사의 통합의학에 대한 철학과 정신을 계승하기 위해 Dr.Hager상을 제정하여 통합의학에 공헌한 의료진과 전문가들에게 'Dr.Hager 공헌상' 통합의학적 암치료를 통해 희망과 용기를 얻고, 본인의 경험을 주변의 암환우들에게 소개하고 전달함으로써 암으로 진단받은 암환우들이 희망을 가질 수 있도록 공헌한 환우들에게 'Dr.Hager 희망상'을 수여하여 희망 메시지를 배가시켰습니다.

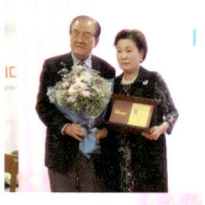 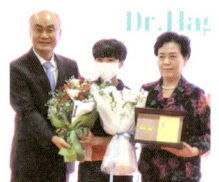

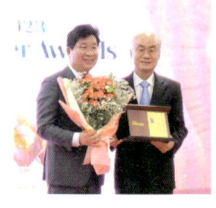 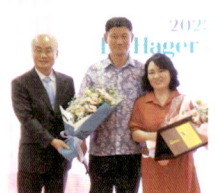

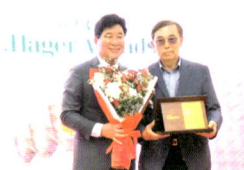 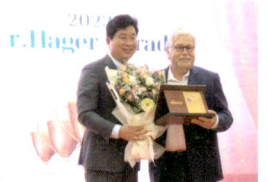 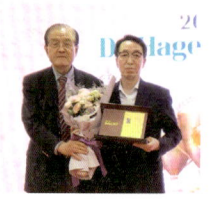

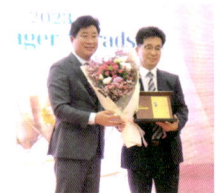 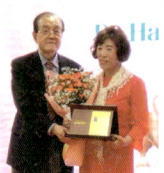 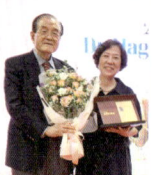 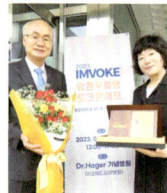 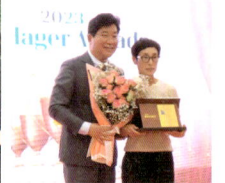

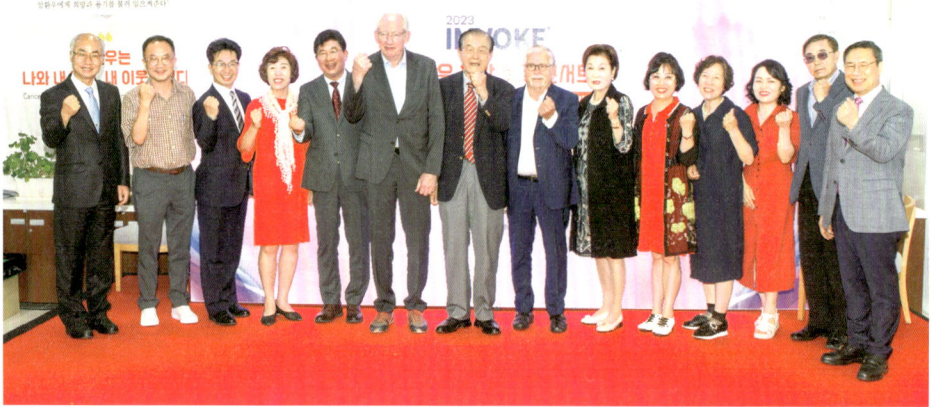

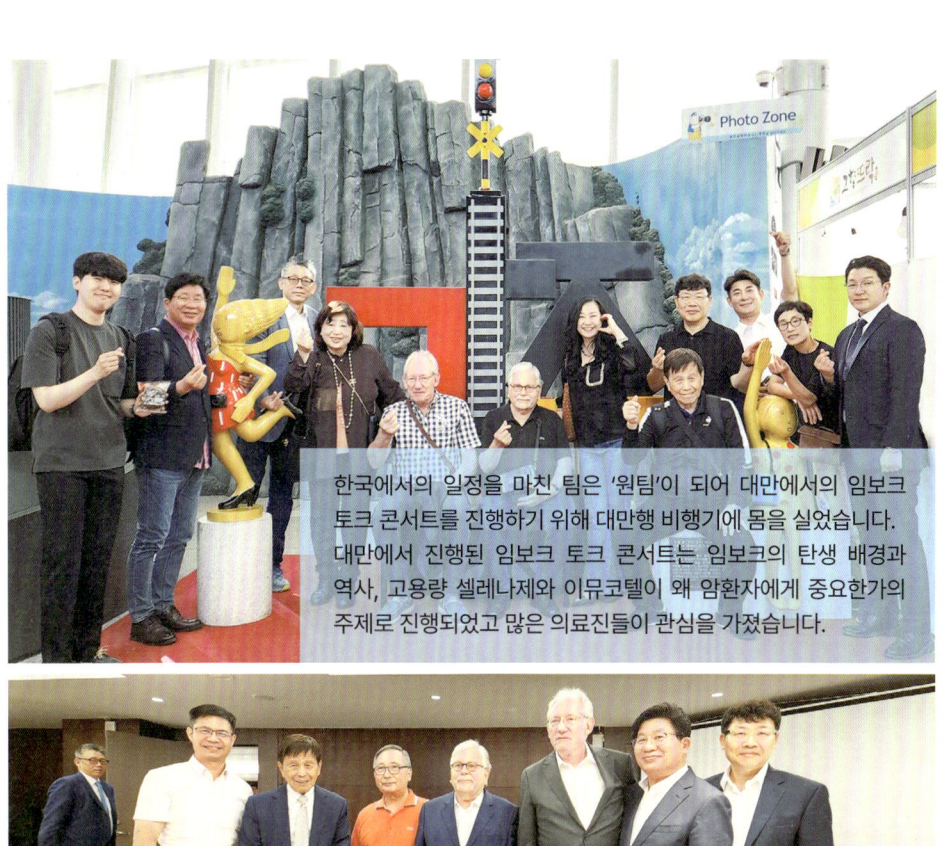

한국에서의 일정을 마친 팀은 '원팀'이 되어 대만에서의 임보크 토크 콘서트를 진행하기 위해 대만행 비행기에 몸을 실었습니다. 대만에서 진행된 임보크 토크 콘서트는 임보크의 탄생 배경과 역사, 고용량 셀레나제와 이뮤코텔이 왜 암환자에게 중요한가의 주제로 진행되었고 많은 의료진들이 관심을 가졌습니다.

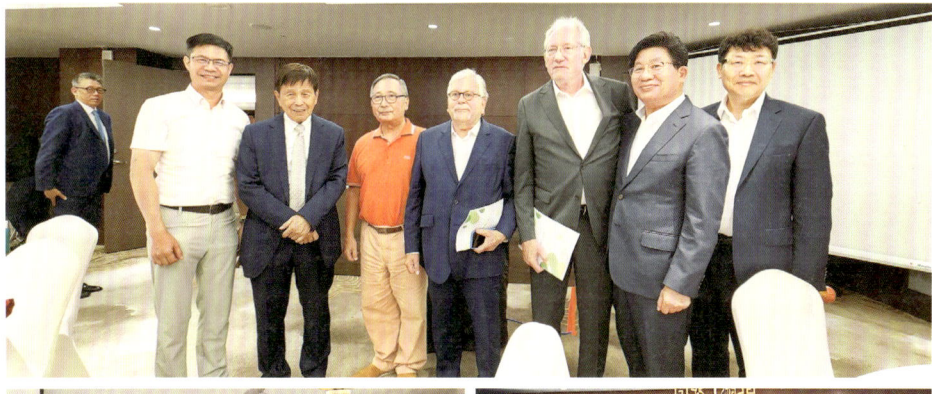

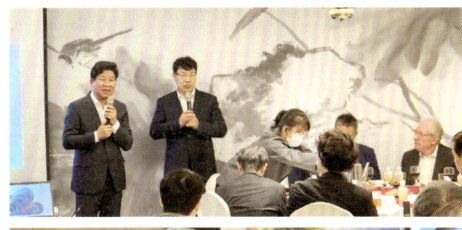

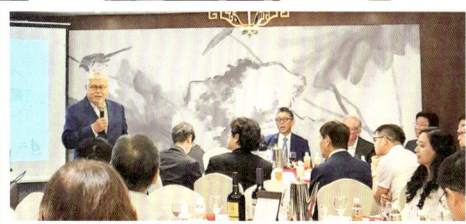

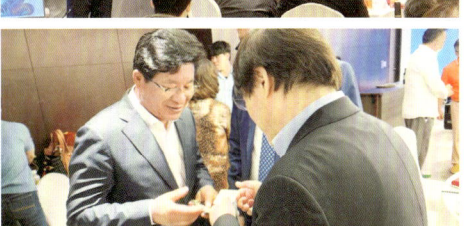

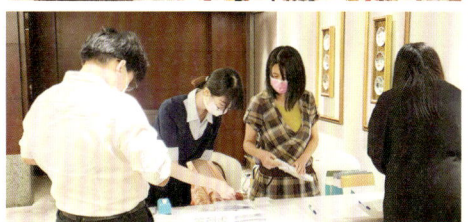

임보크는 대만을 거점으로 말레이시아, 인도네시아, 베트남, 싱가포르 등을 중심으로 아시아 마케팅을 계획중이며, 홍콩을 중심으로 한 중국 진출을 앞두고 있습니다.

특히 베타 글루칸의 거장 첸시우난 박사의 면역활성에 있어 베타 글루칸의 중요성을 강조하고 베타 글루칸을 중심으로 한 임보크 푸드(food), 디저트, 건강식품 그리고 의약품 등을 통해서 암환자의 면역증진을 위한 임보크 메디스토어와 드럭을 출시할 예정입니다.

통합의학적 암치료의 발전을 위해 각기 다른 나라에서 모인 통합의학으로 하나된 사람들은 7박 8일간의 일정을 통해 한국 통합의학의 발전에 기여하였고, 대만에 씨앗을 뿌린 뜻깊은 일정이었습니다.

2023 임보크 암환우 희망토크콘서트를 통해
많은 암환우들과 가족들이 희망과 용기를 얻을 수 있기를
바라며, 2024년 발전된 희망 이야기로 모일 수 있기를
기약합니다.

"암환우는 나와 내 가족, 내 이웃입니다"

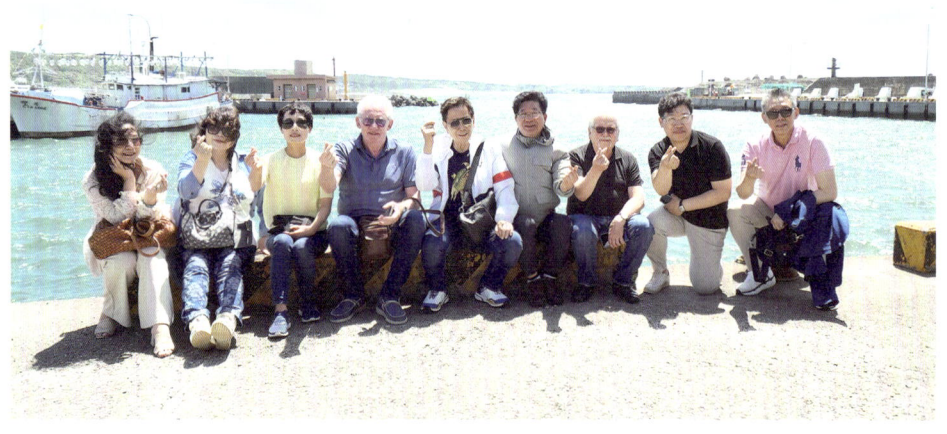

부록

· 2023 세계 통합 종양학회(WOCOIO)
· 한독생의학학회 소개

2023 세계 통합 종양학회(WOCOIO)
'이뮤노시아닌(이뮤코텔)과 고용량 아셀렌산나트륨(셀레나제) 임상결과'

   2023년 9월 26일~ 29일까지 총 4일간 독일 루드빅스부르크에서 개최된 세계통합종양학회(WOCOIO)에서 박성주 진료원장님께서(Dr.Hager 기념병원 비오메드 요양병원) '이뮤노시아닌(이뮤코텔)과 고용량 아셀렌산나트륨(셀레나제) 임상결과'를 발표해 주셨습니다.

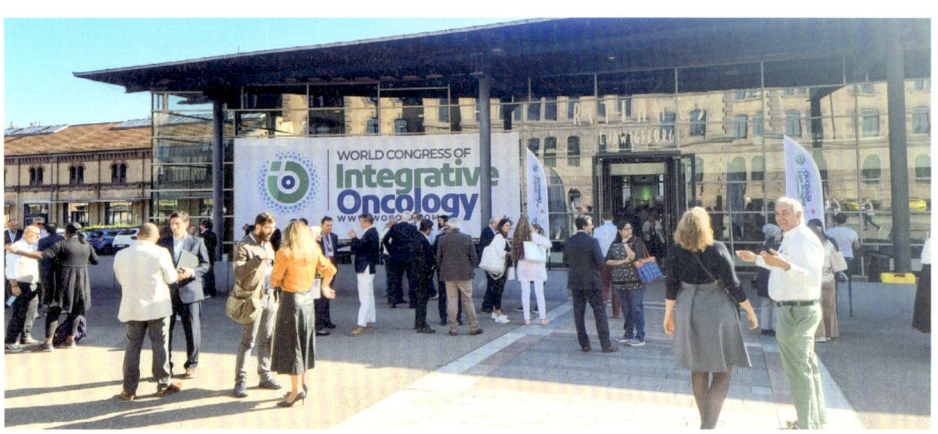

   세계통합종양학회(WOCOIO, World Congress of Integrative Oncology)는 2년마다 개최되어 올해 4회를 맞는 국제 학회로 독일, 미국, 캐나다, 중국, 인도, 러시아 등 20 개국에서 250여 명의 의료진이 참석하는 전문 학회입니다.

Our Keynote-Speakers (called speakers are displayed in program)
Learn more about our congress speakers

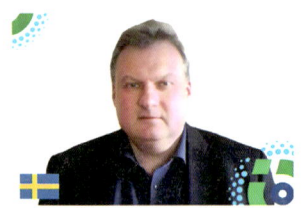
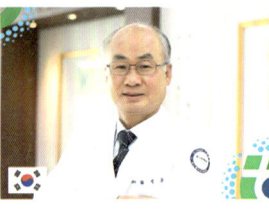
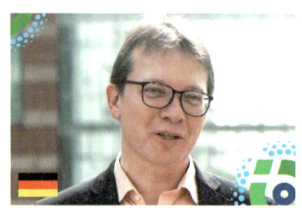

PROF. DR. MIKAEL BJÖRNSTEDT, MD, PHD
Department of Laboratory Medicine at Karolinska Insitutet, Sweden

DR. SEONG-JOO PARK, MD
Hanyang University, B.S.

PROF. DR. LUTZ SCHOMBURG, PHD
Deputy Director at the Charite Berlin, Germany

한독생의학학회 임상학술 위원이기도 한 박성주 원장님의 강연은 세계통합종양학회(WOCOIO)의 초청으로 성사되었으며, 4일간 진행된 총 33건 강연 중 치료 사례를 다룬 유일한 임상 강연으로 가장 큰 주목을 받았습니다.

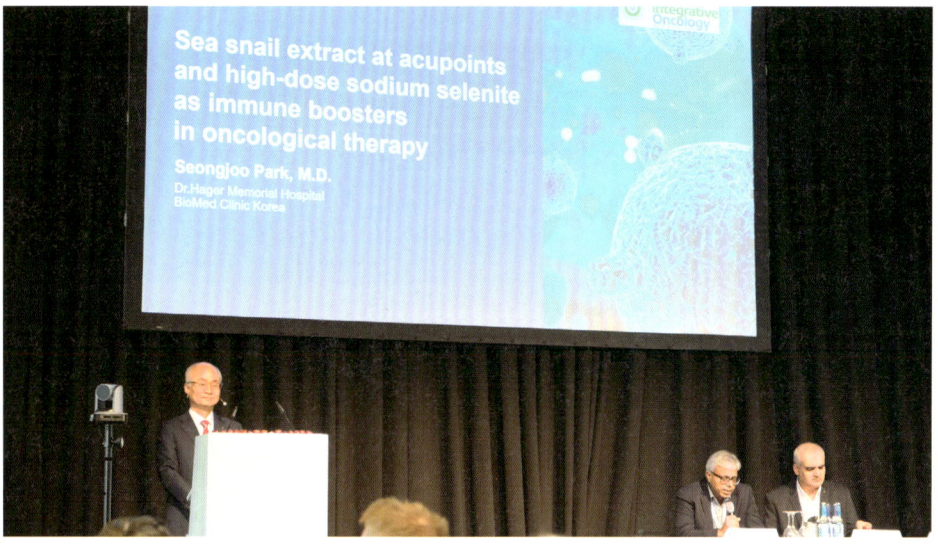

박성주 원장님의 강연은 이뮤노시아닌과 고용량 아셀렌산나트륨을 통해 호전된 위암 환자의 인터뷰 영상을 소개하며 시작되었습니다.
"제가 위암이라 밥을 먹으면 다 토하고 겨우 올려놓은 기운이 다시 떨어지고, 화장실도 겨우 갔는데 이뮤노시아닌(이뮤코텔)을 맞고 나서 '가만있어 봐, 이게 뭐야' (라는 생각이 드는 거예요). 그러니까 욕심이 나더라고요. 이뮤노시아닌 치료 3주 후 병원에 갔는데 CT 결과 폐, 간, 복막에 있던 전이 의심 병변이 안 보인다며 '이상 소견없음' 판정을 받았어요. 이뮤코텔, 셀레나제 때문이었을까? 자연 속에 인간을 낫게 하는 물질이 있다는 것이 감사하고, 이걸 긍정적으로 믿은 저에게도 감사하더라고요."

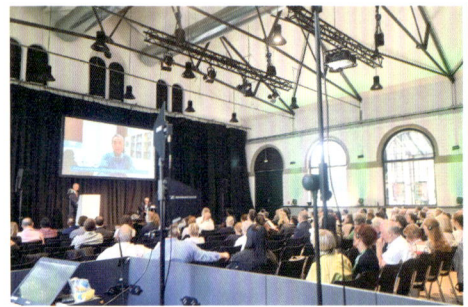 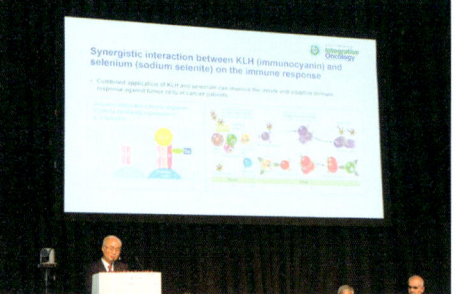

이뮤노시아닌, 고용량 아셀렌산나트륨 치료를 왜 사용해야 하는가에 대해 설명을 이어가셨습니다.

암치료가 어려운 이유

암치료가 어려운 이유는 암세포가 항암제와 면역계 공격을 회피하기 때문입니다. 이러한 암세포의 회피 능력을 제거한다면 암치료의 효과를 높일 수 있습니다.

우리는 이미 암세포가 면역세포의 공격을 회피하지 못하게 하는 치료방법을 가지고 있습니다. 바로 면역관문억제입니다. 하지만 치료 반응율이 낮고 부작용으로 자가면역질환이 나타납니다. 그래서 저는 '암세포만 효과적으로 공격하면서 정상세포는 보호하는 동시에 암이 자라지 않는 환경을 조성하는 치료는 없을까' 수년을 고민하다가 해답으로 찾은 것이 이뮤노시아닌과 고용량 아셀렌산나트륨입니다.

이뮤노시아닌과 고용량 아셀렌산나트륨 시너지 작용

이뮤노시아닌은 첫째, 전체적인 면역시스템을 활성화시켜 암세포 사멸을 유도하고, 둘째, 90% 암세포가 가진 TF 항원에 대한 항체생성을 통해 암세포를 두 번 죽이는 이중 작용 기전을 갖는 면역활성제입니다.

고용량 아셀렌산나트륨은 암세포 내 셀레노디글루타치온이 생성하여 세포사를 유도시킵니다. 또한 고용량 아셀렌산나트륨은 면역계 활성에 필수적인 고친화성 인터루킨-2수용체를 발현시켜 면역계 활성을 배가시키므로, 이뮤노시아닌과 시너지 작용을 나타냅니다.

그래서 이 두 가지 제제를 함께 쓰면 면역계가 암세포를 탐지하여 죽이고, 암세포 내 셀레노디글루타치온이 암세포를 죽일 뿐 아니라 매우 안전하며 정상세포에는 전혀 영향을 주지 않는다는 것이 가장 큰 장점입니다.

이뮤노시아닌의 효율적인 투여방법

이뮤노시아닌을 종양 근처 림프절, 팔 윗부분이나 복부에 피하 주사할 수도 있지만 저는 특별히 혈자리에 피하주사합니다. 이뮤노시아닌은 면역활성 올리고당을 함유한 당단백질이므로 그냥 피하주사를 하기보다는 면역세포가 지나가는 통로인 혈자리에 피하 주사할 때 효과가 더 좋습니다.

특히 이뮤노시아닌은 올리고당을 함유한 당단백질입니다. 올리고당은 인체 내에서 세포 표면에 당사슬을 구성하여 면역반응, 세포 내 신호전달 및 상호작용 등 세포 내 생명현상에 관여하는 중요한 물질입니다. 따라서 올리고당을 함유한 이뮤노시아닌을 면역세포가 이동하는 통로(경혈)에 주사하면 이뮤노시아닌이 면역세포에 직접 빠르게 작용하므로 면역활성 효과가 극대화 됩니다.

아셀렌산나트륨(셀레나제)은 왜 암치료 시 필수적인가?

아셀렌산나트륨은 일반적인 항산화제가 아닙니다. 체내 유독한 라디칼 물질을 제거하는 라디칼 스캐빈저입니다. 그래서 항암치료 중 항산화제를 쓰면 안 된다는 논란과 무관하며, 오히려 항암치료에 병행시 부작용을 줄여줍니다.

아셀렌산나트륨은 면역증강제가 아닌 아닌 면역조절제입니다. 그래서 저는 면역억제제를 복용하는 환자에게도 아셀렌산나트륨을 사용합니다.

(박성주 원장님의 발표 내용을 발췌하였습니다.)

큰 박수와 함께 강연은 끝났고, 질의 응답시간이 이어졌습니다.

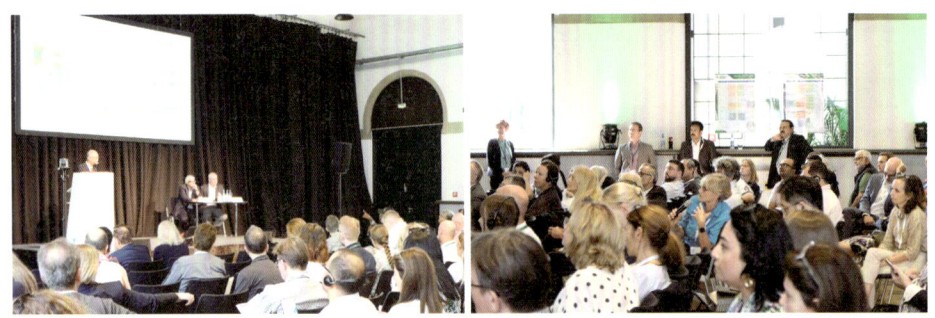

○ 이뮤노시아닌과 고용량 아셀렌산나트륨을 면역관문억제제에 병행한 치료 사례가 있는가?

본 강연에서 소개한 사례에는 없지만 면역관문억제제와 병행한 사례도 많습니다. 특히 고용량 아셀렌산나트륨은 고친화성 인터루킨-2 수용체를 발현시켜 면역세포 T 세포를 활성화시키므로 면역관문억제제 효과를 높입니다.

○ 이뮤노시아닌은 방광암 재발 방지 치료제로 허가된 걸로 알고 있는데 방광암 사례가 있는가?

있습니다. 방광암의 경우 요도 카테터를 통해 이뮤노시아닌을 방광 내 주입하는데, 임상시험에서 재발률을 70%에서 30% 정도로 낮추는 효과가 입증되었다고 합니다. 제가 경험한 바로도 방광암 재발 예방 효과가 좋습니다.

○ 이뮤노시아닌과 고용량 아셀렌산나트륨, 부작용이 있는가?

이 두 약물의 장점 중 하나는 안전하다는 것입니다. 이뮤노시아닌 혈자리 피하주사도 제 경험상, 제가 사용하는 혈자리에 사용한다면 매우 안전합니다.
이뮤노시아닌과 고용량 아셀렌산나트륨을 현대의학적 암치료에 병행하는 통합적인 접근법은 사실 한국에서 최초로 시도된 혁신적이고 통합의학적인 암치료입니다.

2023 세계 통합 종양학회(WOCOIO) 이 모 저 모

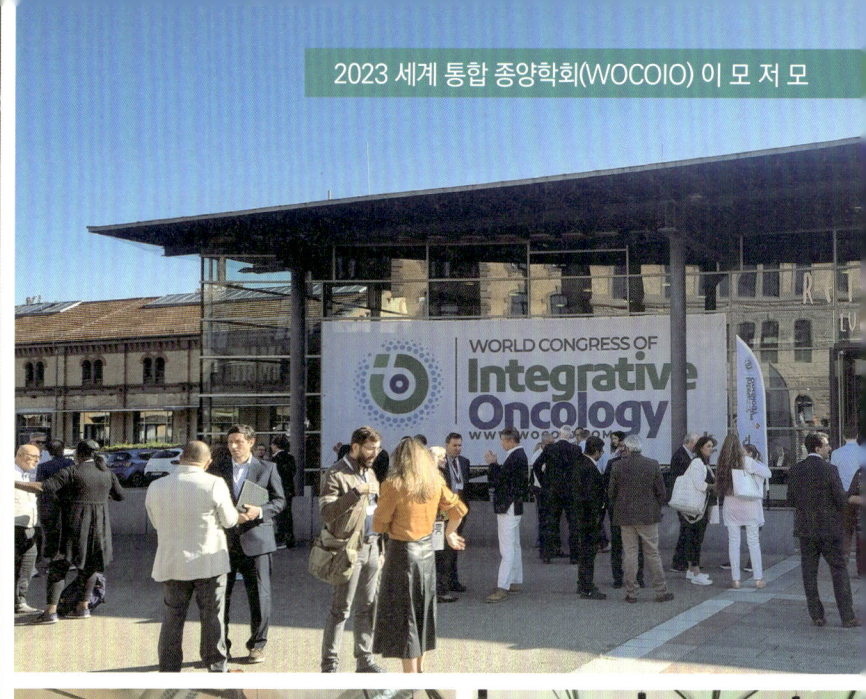
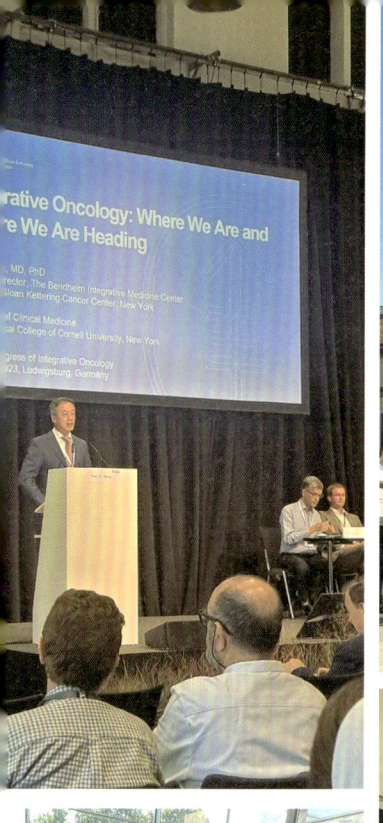
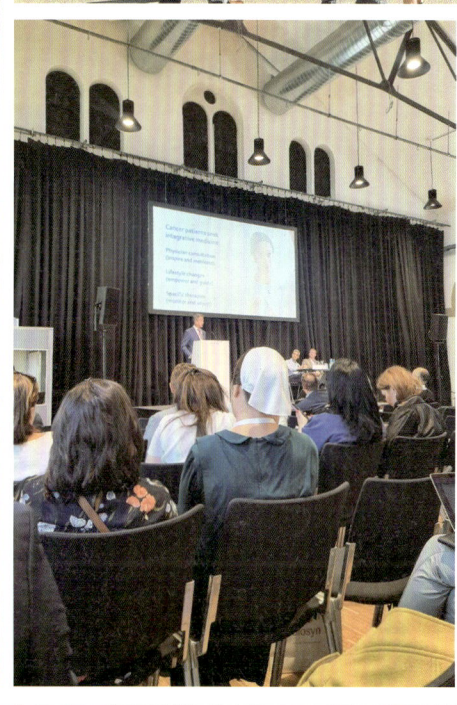
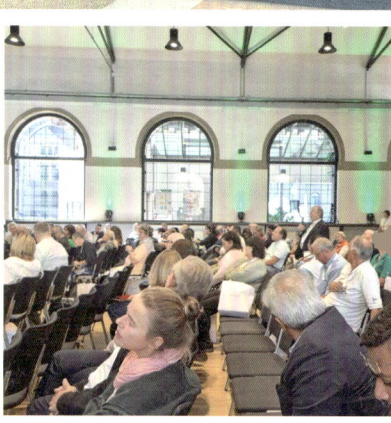
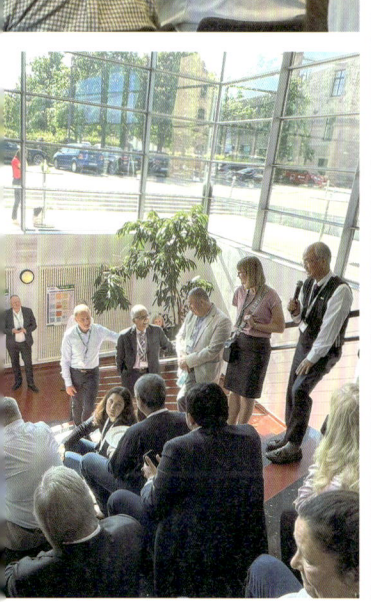
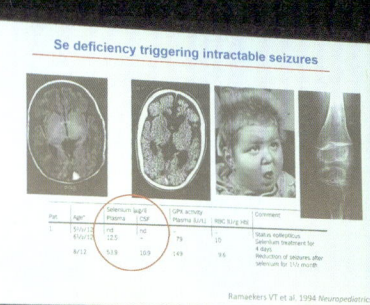
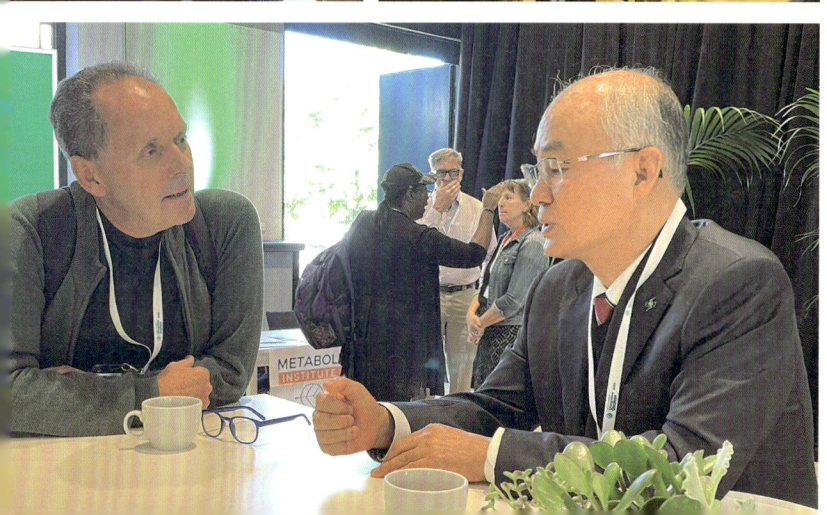
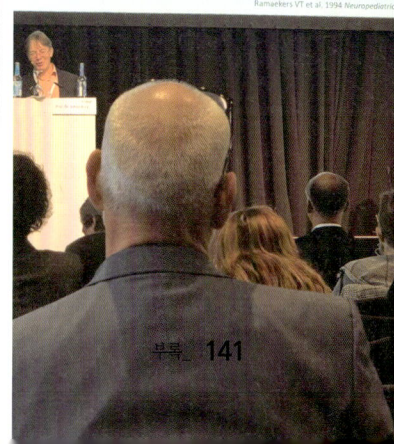

Since 1982
한독생의학학회
THE KOREA · GERMANY BIO-MEDIZIN SOCIETY

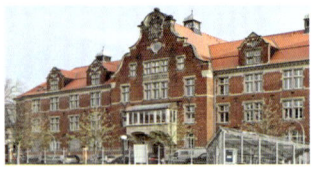
통합암치료를 위한 토대를 구축하다
독일 생물의학적 암치료재단 설립

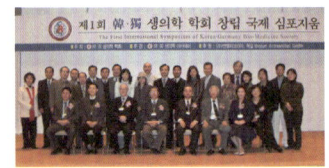
통합암치료를 국내 의약계에 접목시키다
한독생의학학회 창립

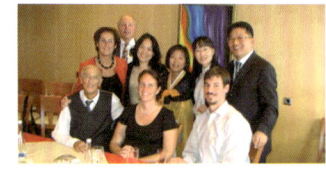
암환우에게 희망과 용기를 야기하다
BioMed Klinik 20주년 기념행사

> 1982   > 2004   > 2009

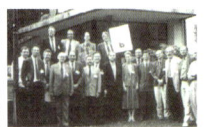
1984
독일 비오신 설립
(biosyn Arzneimittel GmbH)

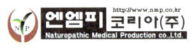
1998
NMP 코리아 설립

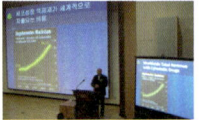
2005
한독생의학학회 국제심포지엄
(카이스트)

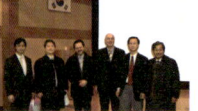
2007
서울대학교 보완대체의학
심포지엄 초청강연

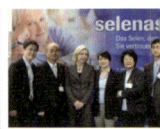
2011
[독일연수]
하비히츠발트클리닉,

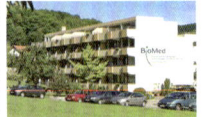
1989
독일 최초 암재활클리닉
BioMed Klinik 설립

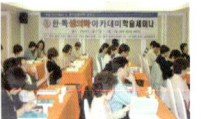
2003
한독생의학 아카데미 발족
전국 의료진 대상 심포지엄 시작

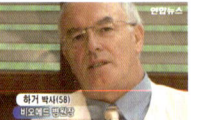
2005
[연합뉴스] 독일 의료현장을 가다
'독일의 특별한 암치료 병원'

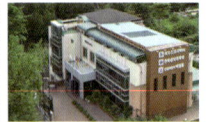
2008
비오신코리아(주) 상호변경

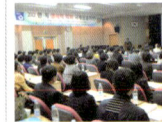
2012
한독생의학학회 국제심
(조선대 의성관)

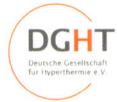
1996
온열학회 설립
(Deutsche Gesellschaft für
 Hyperthermie eV)

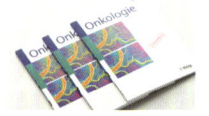
2003
종양학의 통합적인 개념(IKO)
독일-오스트리아 종양학회 출판

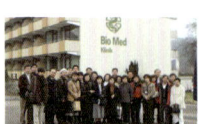
2006
[독일연수]
비오메드클리닉, 베라메드클리닉

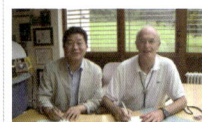
2008
비오메드 인터네셔널 병원
구축을 위한 협약서 체결

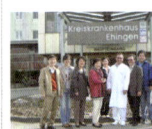
2012
[독일연수] 하비히츠발
클리닉, 에힝겐시립병

> "혁신적이고 통합적인 암치료는
> 암환우에게 희망과 용기를 불러 일으켜줍니다."
> Dr. med. Dr. rer. nat. Dipl.-Phys. Erich Dieter Hager

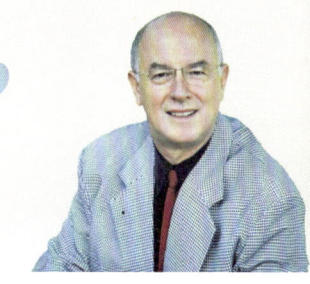

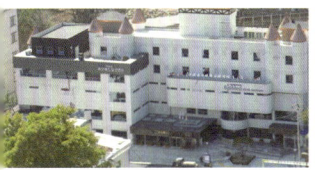

Dr.Hager의 철학과 정신을 계승하다
Dr.Hager 기념병원 설립

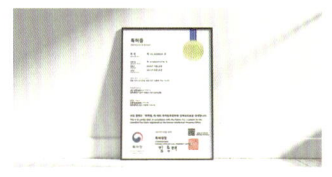

환자 맞춤형 치료시스템
임보크 시스템 특허 등록

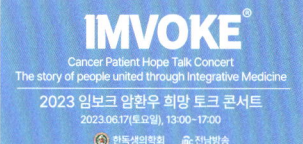

암환우에게 희망과 용기를 주다
암환우 희망 토크 콘서트

> 2017   > 2021   > 2023

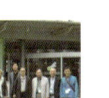

2014
[일연수] 루드빅스 병원,
칭겐시립병원, 바드트리슬

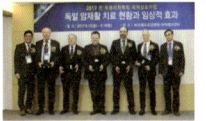

2017
한독생의학학회 국제심포지엄
(비오메드요양병원)

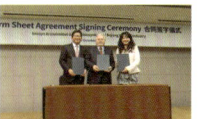

2019
(주)보종 설립

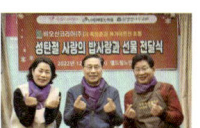

2022
암환우 희망 재단 창립
준비위원회 발족

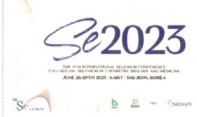

2023
셀레늄 및 텔루륨 국제회의
ICCST.org

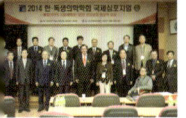

2014
독생의학학회 국제심포지엄
(선대 의성관)

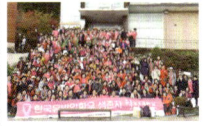

2018
한국유방암환우
생존자 힐링캠프

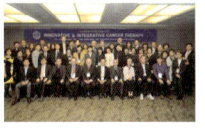

2019
한독생의학학회 국제심포지엄

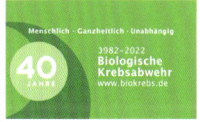

2022
독일 생물의학적 암치료재단
40주년 행사

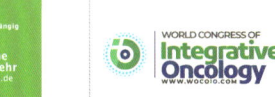

2023
세계 통합종양학회
WOCOIO 참여

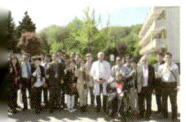

2015
[일연수] 비오메드클리닉,
드트리슬, 유니폰티스클리닉

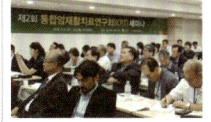

2018
통합암재활치료연구회(ICRT)
총 2회 진행

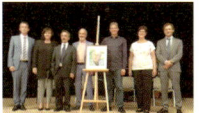

2019
BioMed Klinik
30주년 기념행사

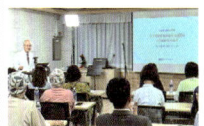

2022
한독생의학학회
온라인 아카데미 10회 진행

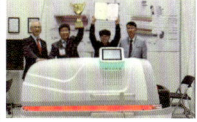

2023
임보크 전신온열기 개발
NIR Photo-Therathermia

2023 암환우 희망 토크 콘서트
혁신적이고 통합적인 암치료 컨셉 **임보크(IMVOKE)**®

2023년 12월 26일 인쇄
2023년 12월 30일 발행

편　　저 | 한독생의학학회 강종옥
발 행 인 | 윤승천
발 행 처 | (주)건강신문사
진　　행 | 박　철
편　　집 | 송선영
디 자 인 | 정찬애

등록번호 | 제25100-2010-000016호
주　　소 | 서울특별시 은평구 가좌로 10길 26
전　　화 | (02)305-6077(대표)
팩　　스 | (0505)115-6077 / 02)305-1436

인터넷건강신문 | www.kksm.co.kr / www.kkds.co.kr
한국의첨단의술 | www.khtm.co.kr

ISBN 978-89-6267-145-2　03510

*잘못된 책은 바꾸어 드립니다.
*이 책에 대한 판권과 모든 저작권은 모두 (주)건강신문사에 있습니다.
*허가없는 무단인용 및 복제·복사·블로그·유튜브·인터넷 게재를 금합니다.